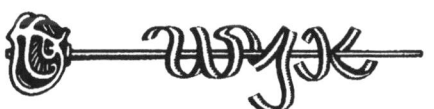

DIE CHIRURGIE DES MENSURBODENS

VON

Dr. MED. KONRAD PURRUCKER
ASSISTENZARZT AM KRANKENHAUS
„BERGMANNSHEIL" BOCHUM

MIT EINEM VORWORT VON
PROFESSOR GEORG MAGNUS
BOCHUM

MIT 6 ABBILDUNGEN

Springer-Verlag Berlin Heidelberg GmbH

Purrucker, Konrad
DIE CHIRURGIE DES MENSURBODENS

Neudruck der Ausgabe von 1926

ISBN 978-3-642-89396-4   ISBN 978-3-642-91252-8 (eBook)
DOI 10.1007/978-3-642-91252-8

Vorwort.

Die Frage, ob das Fechten mit scharfer Waffe einen notwendigen Bestandteil des deutschen Studentenlebens ausmacht, soll hier nicht erörtert werden. Der Arzt hat mit der Tatsache zu rechnen, zumal der Fechtsport sogar Boden zu gewinnen scheint. Da die Mensur die Verletzung des Gegners bezweckt, so besteht ein starkes Bedürfnis, daß diese Wunden gut und sachgemäß versorgt werden. An einer brauchbaren Anleitung hat es bisher gefehlt. Der junge Mediziner, dem daß Amt des „Paukarztes" anvertraut war, mußte sich seine Kenntnisse an verschiedenen, ihm zunächst nicht bekannten Stellen suchen und verlor dabei leicht Eifer und Mut. Oder er zog es von vorne herein vor, auf mündlicher Überlieferung oder gar eigener Empirie zu fußen. So entwickelten sich traditionelle Mißstände, die der Abhilfe bedürfen. Die Aufgabe war, die Asepsis in kurzer und leicht faßlicher Form darzustellen, das Typische der Mensurverletzung zu besprechen, auf die organisatorischen und technisch-operativen Fragen einzugehen. Mein Assistent Dr. PURRUCKER hat, gestützt auf langjährige praktische Erfahrung im „Flicken", sich dieser Aufgabe unterzogen. Er hat sie gut und geschickt gelöst, und das kleine Buch wird seinen Zweck erfüllen, die Versorgung der Mensurverletzungen besser und damit den Sport ungefährlicher zu gestalten.

Bochum, im Juni 1926

Professor GEORG MAGNUS.

Inhaltsverzeichnis

I. Allgemeines	3
1. Einführung	3
2. Die Berechtigung zum Paukarzt	4
II. Vorbereitungen des Paukarztes	8
1. Das Paukarztzimmer und seine Einrichtung	8
2. Instrumente und Nahtmaterial	9
3. Asepsis und Antisepeis	12
4. Sterilisieren, Händedesinfektion	15
5. Assistenz	21
III. Der Patient	25
1. Vorbereitung des Paukanten	25
2. Während der Mensur	26
3. Das Abführen	28
IV. Das Flicken	31
1.Wunde, Wundheilung	31
2. Wundvorbereitung	33
3. Blutstillung	35
4. Knochenverletzungen	39
5. Naht	44
6. Verband	56
7. Klinikabfuhren	58
8. Besonderheiten bei Säbelmensuren	59
9. Ungewöhnliche Zufälle	62
V. Die Nachbehandlung	67
1. Alkoholkonsum	67
2. Fechtboden	68
3. Der »verbutterte« Schmiß	69
4. Das Abflicken	71
5. Schmißpräparieren	72
6. Das Verschreiben von Ledern	73
Schluß	73
Zusammenstellung der Paukarztausrüstung	74

I. Allgemeines

1. Einführung

Es ist ein erfreuliches Zeitzeichen, wie rasch sich Sportverständnis und Sportfreude im deutschen Volk verbreitet haben. Der frische Zug in Deutschlands Jugend hat auch im Leben unserer schlagenden Verbindungen manche Bierdunstwolke hinweggefegt, und hat die alten Ideale neu aufglänzen lassen. Damit fällt, auch der Mensur, dem alten Erziehungsmittel der schlagenden Verbände, eine wesentlich bedeutendere Rolle zu als früher. Es ist bedauerlich, daß selbst in sportfreudigen Kreisen mit dein Wort immer noch einseitig-parteiische Begriffe verbunden werden, – daß man das studentische Fechten nicht so sehen will, wie es in Wirklichkeit ist –, als einen Sport, der wie kaum ein anderer harmonisch Geist und Körper zu hoher Leistung zwingt.

Die Einwände, die heute noch gegen die Mensur erhoben werden, sind sachlich unhaltbar, denn dauernde körperliche Schädigungen oder gar Todesfälle sind bei Mensuren verschwindend gering gegen Verletzungs- und Todeszahlen anderer Sportarten. Bezeichnend ist die Aussage eines Heidelberger Arztes, der bei ca. 50 000 Mensuren keinen einzigen Fall schwerer Verletzungsfolgen sah. Trotzdem müssen sich die schlagenden Verbände bemühen, die Mensurschädigungen auf ein Mindestmaß zu bringen, denn sie haben die sportliche Hochwertigkeit der Mensur zu verteidigen gegen eine große Gegnerschaft aus Unwissenden und Mißgünstigen, die Massenstürze der Rennbahn natürlich finden, aber über jeden verbutterten Schmiß empörte Leitartikel schreiben. Dazu gehört das Abschaffen überflüssiger Härten wie brillenloses Fechten, mangelhafte Bandagen, viereckige Speerspitzen; gehört vor allem aber eine sorgfältige, medizinisch möglichst einwandfreie Versorgung der Mensurverletzungen, und diese überall einzuführen ist der Zweck dieses Buches. Es wäre mit großer Freude zu begrüßen, wenn berufene Lehrer der Medizin, so wie es an manchen Universitäten war, in richtiger Erkenntnis des sportlichen und erzieherischen Mensurwertes die Ausbildung der Paukärzte durch kurze Belehrung fördern würden.

2. Die Berechtigung zum Paukarzt.

Es fragt sich nun, wer soll und darf die Wandversorgung der Mensurverletzungen übernehmen?[1] Man muß sich aber von vornherein darüber klar sein, daß es sich beim Versorgen der Mensurverletzten um Patienten, also um eine regelrechte ärztliche Tätigkeit mit aller Verantwortung, allen Pflichten und Rechten einer solchen handelt. **Der einzig Berechtigte zum Paukarzt ist also in jedem Falle der Mediziner.**

Zugegeben, daß ein Vorkliniker von Medizin und ihrem Wesen genau so wenig versteht wie ein Jurist – aber die Voraussetzung des Arztberufs, die Sehnsucht nach den Wundern und Geheimnissen der Lebensfunktionen, bedingt schon von vornherein eine ganz eigene Einstellung, die auch beim Jüngsten das richtige Verhältnis zum Patienten erleichtert. Außerdem wird die paukärztliche Tätigkeit zu einer hervorragenden Übung

---

1) Das Wort „Paukarzt" könnte für Laien irreführend sein, es, handelt sich dem alten Herkommen nach hierbei nicht um approbierte Ärzte, sondern um Studierende, die nach richtigem Anlernen, ähnlich den alten Wundärzten, die Mensurwunden versorgen.

für den späteren Arzt, er lernt beizeiten Wunden mehr chirurgisch als menschlich anzusehen, lernt technische Fähigkeiten und Freude am chirurgischen Können, und er wird später mit ganz anderer Sicherheit an seine erste Operation herangehen, wenn er als Paukarzt hunderte von Partien geflickt hat. Andere Fakultäten aber, die als Paukarzt in der Medizin herumpfuschen, haben später nichts davon als große Worte am Biertisch und bei Stiftungsfesten. Außerdem ist ein wichtiger Punkt bei der Auswahl des Paukarztes zu bedenken: Nach außen hin wird er in allen Fällen von Mensurverletzungen Vertreter seines Bundes sein, jede Unwissenheit und Nachlässigkeit bei seinem Tun wird in ihren letzten Auswirkungen auf den Bund zurückfallen. Es liegt also im eigensten Interesse der schlagenden Verbände, nur Mediziner zu Paukärzten zu bestellen, wenn sie im Falle irgendwelcher Weiterungen den Vorwurf sträflichen Leichtsinns vermeiden wollen. Wo das aus äußeren Gründen nicht möglich ist, z. B. an den technischen Hochschulen, dürfen eben die Kosten für einen Arzt, der ja beide Parteien versorgen kann, nicht gespart werden.

Weiterhin wichtig ist eine systematische Erziehung zum Paukarzt. Es empfiehlt sich, alle Füchse des 1. Semesters der Reihe nach zu den gröberen Arbeiten im Paukarztzimmer abzuteilen, denn abgesehen von dem erzieherischen Wert kameradschaftlicher Hilfe wird man unter den Medizinern bald einen geeigneten Anwärter für die Assistenz, den ersten Schritt auf dem Wege zum Paukarzt, entdecken. Natürlich wird hier außer gutem Wille keine Vorbildung vorhanden sein, und es ist nun Sache des älteren Mediziners, die Grundbegriffe ärztlicher Tätigkeit den Jüngeren klarzumachen. Eine der Hauptaufgaben dieser Schrift ist es, hierin zu helfen, dem Paukarztanwärter kurz die wichtigsten Unterlagen, und dem älteren Paukarzt einige bewährte Anregungen zu vermitteln.

Wer einmal als Assistent ausgewählt ist, muß auch dauernd dabei bleiben, höchstens kann man abwechselnd zwei ausbilden. Der ältere Paukarzt, der sich seiner Verantwortung bewußt ist, wird so einen Nachwuchs heranziehen, der grobe, heute noch allgemein beliebte medizinische Kunstfehler vermeidet, und damit auch immer mehr deren oft recht traurige Folgen.

Um aber allen Pflichten ärztlicher Tätigkeit gewachsen zu sein, muß der Paukarzt auch seine Rechte vom Bunde bestätigen lassen. Es ist unbedingt nötig, daß der Paukarzt in seinem Zimmer Disziplinarrecht besitzt, Unbefugte entfernen und Ungehörigkeit bestrafen lassen kann. Sehr empfehlenswert ist die Berufung des Paukarztes als Beamten durch den Konvent, wodurch ein für alle Mal seine Stellung gesichert ist. Zu seinen offiziellen Pflichten würde dann die Aufsicht über das Instrumentarium, das Paukarztzimmer, das Anlernen Jüngerer, die Nachbehandlung Verletzter, vielleicht sogar die ärztliche Überwachung Erkrankter im Bunde, bei denen oft genug ärztliche Hilfe nötig ist, gehören. Man betont damit erneut die Wichtigkeit der ärztlichen Tätigkeit, bei der Sensationslust nichts zu suchen hat. Es kann nicht oft genug gesagt werden, daß bei der Tätigkeit des Paukarztes das Wichtigste der Patient und nicht die dekorative Wirkung der Gummischürze und der erhobenen „sterilen" Hände ist. Auch ist unbedingt zu bekämpfen, daß alte Sekundanten, die von nachdrängenden Jüngeren um ihren hervorragenden Posten gebracht werden, plötzlich auf Grund ihres Medizinstudiums ihre paukärztlichen Rechte und Fähigkeiten entdecken, um nicht ganz von der Bühne der Mensurprominenten abtreten zu müssen. Die Einrichtung eines beamteten Paukarztes wird auch dieses Übel vermeiden.

II. Vorbereitung des Paukarztes.

1. Das Paukarztzimmer und seine Einrichtung.

Auch die Auswahl und Einrichtung des Flickzimmers, das von dem Herrn Fechtwart meist recht stiefmütterlich behandelt wird, kann dann mit mehr Sorgfalt geschehen. Es geht nicht an, daß der Paukarzt kümmerlich in einer freien Ecke des Bandagenzimmers oder gar des Pauksaales unterkommt und sich vor den Bandagen des Farbendieners und seiner Helfer nicht retten kann. Zuerst muß der Paukarzt richtig untergebracht sein, dann kann der Bandagenwärter sich ein Unterkommen suchen in nicht allzugroßer Nähe der ärztlichen Tätigkeit, Möglichst muß diese in einem sauberen und hellen Nebenzimmer untergebracht werden, das kein Durchgang ist. Man stellt den Patientenstuhl so, daß die Lehne bei Tageslicht nach dem Fenster, bei künstlicher Beleuchtung nach der Lampe sieht. Unbedingt muß auf möglichste Sauberkeit des Lokals beim Wirt gedrungen werden; besonders ist darauf zu achten, daß kein abblätternder Putz von der Decke fällt. Es gibt viele Fälle, wo trotz größter Sorgfalt alle Schmisse verbutterten, bis man die abblätternde Decke streichen ließ und damit die Eiterung der Wunden fernerhin vermied.

Daß ein strenges Disziplinarrecht im Paukarztzimmer ausgeübt werden muß, war schon erwähnt. Das Zusehen beim Flicken sollte man nach Möglichkeit einschränken, wobei man Mediziner und nächste Freunde des Patienten nicht auszuschließen braucht. Der sportliche Ernst der Mensur ebenso wie die ärztliche

Verantwortung verbieten aber, das Flicken zu einer Sensation für Neugierige zu machen. Auch der so beliebte Fuchsenleim im Semesteranfang darf sich in keiner seiner tausend Variationen im Flickzimmer abspielen. Man hatte z. B. von Füchsen eine schwere „Dessinkiste" herausschleppen lassen, die Gartenerde enthielt, und ließ diese Kiste ausgerechnet im Flickzimmer auspacken. Daß damit für alle Mensurverletzungen, die dort geflickt wurden, die große Gefahr des Wundstarrkrampfes bestand, weil dessen Erreger mit Vorliebe in Erde wachsen, war wohl keinem der Beteiligten klar. Das zeigt, daß man mit der Eintrittserlaubnis im Flickzimmer gar nicht streng genug sein kann.

An äußerer Einrichtung braucht man 2 Stühle, 1 möglichst geräumigen Tisch, 2 Waschbecken und 2 saubere Wasserkrüge. Eimer sind zum Wasserholen möglichst zu vermeiden; sie werden in Dorfwirtshäusern oft zu sehr verschiedenartigen Verrichtungen gebraucht. Man achte streng darauf, daß sich in der Schüssel des Paukarztes kein anderer wäscht; für den Paukanten muß eine 3. Schüssel möglichst entfernt aufgestellt werden, in der sich ein großer Gummischwamm sehr bewährt. Man kann seiner Umgebung nicht oft genug einschärfen, daß die ärztlichen Geräte von keinem Unberufenen berührt werden dürfen.

2. Instrumente und Nahtmaterial.

Das wichtigste dieser Geräte ist der Instrumentenkorb. Es wird wohl heute überall ein nur diesem Zweck dienender Apparat vorhanden sein. Wird der Apparat neu angeschafft, so empfiehlt es sich, einen nur wenig verteuernden Aufsatz zum Sterilisieren von Verbandsstoffen mit zukaufen. Seine Bedienung, die einfach genug ist, dürfte meist Sache des Farbendieners sein; was und wie man auskochen soll, ist dagegen eine Angelegenheit des Paukarztes und wird später erwähnt.

Die Instrumente sind oft ungeeignet, schlecht gepflegt, und zum Teil überflüssig; die Einrichtung eines dem Konvent verpflichteten Paukarztes, ähnlich den übrigen leitenden Stellen der Verbindung, der natürlich Interesse an seinem Handwerkszeug hat, dürfte hier Wandel schaffen.

Zu einem brauchbaren Instrumentarium gehören:
2 Nadelhalter,
3 chirurgische Pinzetten (mit Greifhaken),
2 anatomische Pinzetten (nur mit Riffelung),
2 gebogene (Cooper)-Scheren,
1 gerade Schere,
2 vierzinkige scharfe Wundhaken,
4 Arterienklemmen,
1 Skalpell.

Außerdem sind nötig: eine Glasmetallspritze für 1-2 ccm Inhalt und mehrere Kanülen, die mit Drähten versehen, zusammen mit den Nadeln aufgehoben werden.

Eine zusammenfassende Darstellung der vollständigen Paukarztausrüstung wird später gegeben werden. (Siehe Anhang.)

An Nadeln muß man drei Sorten da haben, ganz starke für die Kopfschwarte, feinere für Stirn und Gesicht, und ganz feine für Kleinste Läppchen an Lippen, Nase, Ohr. Man hebt sie in einer durchlöcherten Nickelschachtel auf, die man uneröffnet auskochen kann. Im Interesse des Patienten ist es sehr wichtig, vor jedem Pauktag die Nadelspitzen auf einem Abziehstein mit etwas Öl einzuschleifen, außerdem öfters neue Nadeln anzuschaffen. Mit guten Nadeln spart man Zeit und schafft Vertrauen. Überhaupt hängt es von der Pflege der Instrumente wesentlich ab, ob man sich und dem Paukanten unnötige Sorge und Ärger erspart. Gepflegte Instrumente verrosten so selten, außerdem ist das Vernickelnlassen eine so geringe Ausgabe, daß jedes Besteck blitzen muß, wenn der Paukarzt was taugt. Die Anschaffung rostfreier Instrumente von Kruppstahl ist ebenso teuer wie überflüssig.

Man hebt sein Besteck am besten in einer Leinwandtasche mit Gummibandhaltern auf, die man zusammenwickeln kann. Jede Hausfrau kann so ein Ding nähen. Das Messer, das bei richtigem Gebrauch manche Klinikbehandlung ersparen kann, muß vor jedem Pauktag scharf abgezogen sein, denn Exzisionen ohne jede Betäubung mit stumpfem Messer sind eine unsinnige Quälerei. Da man ein Skalpell durch Auskochen immer mehr oder weniger stumpf macht, hebt man es zweckmäßig in einem Zahnbürstengefäß aus Glas auf. Man schützt die Spitze mit einem Korkstückchen, wickelt um die Klinge etwas Mull und legt das scharf gemachte Messer in ein solches verkorktes Glasgefäß mit 70proz. Alkohol, – es ist dann am nächsten Tage ohne weiteres gebrauchsfertig.

Nahtmaterial.

Ein weiterer wichtiger Faktor der Ausrüstung ist die Auswahl des Nahtmaterials. Man braucht zwei Sorten Seide, mittelstarke für alle Hautnähte, feine für Verletzungen an Lippen, Nase, Ohr. Bestimmte Nummern lassen sich wegen der verschiedenartigen Fabrikbezeichnungen leider nicht angeben. Auch Catgut, den „Katzendarm", der aber meist von Schaf oder Ziege stammt, muß man in mittlerer Stärke haben. Catgut ist aus tierischem Darm hergestellt, ist also tierisches Gewebe. und kann deshalb vom Körper reizlos aufgezehrt, resorbiert werden. Man verwendet ihn zu inneren Nähten, die nicht wieder entfernt werden können, z. B. bei der Naht von Muskeln – doch soll man Catgut, wie überhaupt Manipulationen in der Wunde, auf dem Mensurboden nach Möglichkeit vermeiden. Die Anwendung des Catguts, ebenso die Art, das Nahtmaterial aufzuheben, wird später beschrieben werden. Durchaus empfehlenswert ist jedenfalls der „KUHNSCHE Steril-Catgut" von der Firma Braun-Melsungen, die auch die Seide in guter Packung liefert.

3. Asepsis und Antisepsis.

Um nun auch alle diese Instrumente medizinisch richtig vorzubereiten und zu gebrauchen, genügen nicht ausführlichste Vorschriften, vielmehr muß ein gewisses Verständnis der chirurgischen Grundbegriffe, Asepsis und Antisepsis, bei Paukarzt und Assistent vorhanden sein.

Jeder Laie weiß heute, daß Bakterien mikroskopisch kleine Lebewesen sind, die wie ein unsichtbaren Staub jede Oberfläche überziehen. Es ist, als ob die Natur durch ein feines Leichentuch an das ewige Vergeben aller Dinge erinnern wollte. Ein großer Teil dieser Bakterien würde dem menschlichen Körper schaden, wenn der Organismus nicht wirksame Schutzeinrichtungen besäße. Mit einigen Bakterienarten hat er eine Art Vertrag geschlossen; sie leben meist harmlos und schüchtern in seinem Munde, seinem Darm. Andere von Natur bösartigere bekämpft er wirksam, indem er sie am Eindringen in seine Festung hindert, einmal durch mechanische Mittel – Flimmerepithel in den oberen Luftwegen, Härchen in den Gehörgängen, Tränenflüssigkeit – oder nach gelungenem Einbruch durch chemische Abwehr zerstört, wie spezifische Speichelsekretion, Salzsäure im Magensaft und ähnliches.

So ist der gesunde Körper gut gerüstet gegen seine winzigen, aber zahllosen und hartnäckigen Feinde. Sind aber die normalen Funktionen des Körpers irgendwie gestört, z. B. durch eine Wunde, so wird diese Gelegenheit von den Bakterien sofort für einen Generalangriff wahrgenommen. Gelingt ihnen trotz allem der Einbruch in die Blutbahn, so ist der Körper infiziert und muß jetzt von seinen Reserven, den Kräften des Blutstromes, Gebrauch machen. Unsere Aufgabe ist es nun, helfend einzuspringen im Kampf gegen diese Lebensfeinde – und wir können das mit zwei sehr starken Waffen, der Antisepsis und der Asepsis.

Antisepsis ist der Kampf gegen die Krankheitserreger in der Wunde, Asepsis der Kampf gegen die Erreger außerhalb der Wunde. (MAGNUS.)

Mit dieser klaren Definition lassen sich die vielumstrittenen Begriffe am brauchbarsten festlegen. Die Antisepsis, der Kampf gegen die Erreger in der Wunde, soll später bei der Wundbehandlung besprochen werden. Von vornherein wichtiger aber ist für jeden Arzt die Beherrschung der Asepsis.

Vorbereitung des Paukarztes

Wie im Völkerleben das beste Siegesmittel die Vorbereitung auf den Krieg ist, so bedeutet die Asepsis, der Kampf gegen die Erreger außerhalb der Wunde, die stärkste Waffe für den Chirurgischen Sieg. Da, jede Oberfläche mit Bakterien überzogen ist, und in einer Wunde alle Bakterien schaden können, so müssen wir Sorge tragen, daß die Umgebung jeder Wunde und alles, was mit ihr in Berührung kommt, auf besondere Art gereinigt, keimfrei, aseptisch wird. Daß man groben Schmutz nicht nur unter den Paukarztnägeln, sondern überhaupt vom Paukarztzimmer fernhalten muß, ist schon erwähnt. Hier handelt es sich aber um unsichtbare kleine Feinde, die wir deshalb mit peinlichster Sorgfalt bekämpfen müssen. Dazu gehört

1. Keimfreimachen oder Sterilisieren von Instrumenten, Händen, Wundumgebung und Verbandszeug.
2. Erhalten der Keimfreiheit aller dieser Oberflächen, die bei der geringsten Berührung mit nicht sterilisierten Dingen, eben weil der Feind unsichtbar ist, verloren geht.

Grundsätzliche peinlichste Gewissenhaftigkeit in der Asepsis ist die erste Pflicht jedes operierenden Arztes.

Daß trotz gröbster Kunstfehler in dieser Beziehung verhältnismäßig wenig bei Mensurverletzten passiert, liegt an den günstigen Heilungsbedingungen des gut blutversorgten Kopfes und an den glatten Wundrändern; wer aber auf dieser Tatsache seine Asepsis aufbauen will, bedenkt nicht die unendlich schwere Gewissensbelastung, die trotz hundert glücklicher Fälle ein einziger Mißerfolg bedeutet.

4. Sterilisieren, Händedesinfektion.

Um die Keimfreiheit der Instrumente vollkommen zu erreichen, müssen sie in dem schon erwähnten, von Schimmelbusch angegebenen Sterilisationsapparat gekocht werden. Ist solch ein Apparat nicht vorhanden, so genügt jeder Fischkochapparat oder jeder saubere, zugedeckte Kochtopf, in dem Wasser durch irgendeine Wärmequelle zum Kochen gebracht werden kann. Dem Wasser setzt man etwas Soda zu, und zwar rechnet man auf 1 Liter Wasser einen Eßlöffel der im Hausgebrauch üblichen Soda. Dieser Zusatz hat einmal den Zweck, durch seine alkalischen Eigenschaften das Ansetzen von Rost zu verhüten, außerdem wird aber der immer noch anhaltende Schmutz besser gelöst und durchdrungen (LEXER). Im SCHIMMELBUSCH-Apparat legt man die auseinandergenommenen sauberen Instrumente geordnet auf den Blecheinsatz, die Nadeln in der geschlossenen, durchlöcherten Nickelschachtel oder in einem Glasschälchen. Die Glasspritze mit Metallkolben, deren Zweck später besprochen wird, muß immer auseinandergezogen eingelegt werden, weil sonst das Glas springt. Alle Instrumente legt man in das noch nicht kochende Wasser. Da gewöhnliche Eitererreger schon nach Sekunden, widerstandsfähigere Bakterien nach 2 Minuten sicher tot sind, genügt ein Auskochen von 5 Minuten in jedem Fall, wenn man Instrumente allein sterilisieren will. Sterilisiert man aber gleichzeitig mit den Instrumenten Verbandzeug – siehe später – so muß alles mindestens ¾ Stunde kochen.

Das Einlegen der Instrumente in Karbolsäure, Sublimat oder ähnliche Mittel ist einmal aseptisch durchaus unzuverlässig, außerdem schadet es den Instrumenten erheblich und sollte deshalb allgemein aufgegeben werden.

Verbandsstoffe.

Gleichzeitig mit dem Sterilisieren der Instrumente kann man, wie oben angedeutet, am besten auch sein Verbandszeug keimfrei machen. Diese Frage der sterilen Verbandsstoffe wird bisher mit erstaunlicher Großzügigkeit behandelt. Meist wird einfache weiße Watte in eine Sublimatlösung geworfen, aus der sich dann sowohl der Testant wie der Paukarzt gelegentlich ein Stückchen fischen, und im festen Glauben, höchst aseptisch zu verfahren, wird mit dieser Sublimatwatte entweder der Speer abgewischt oder der blutende Schmiß betupft. Sparsame Leute werfen auch den blutigen Tupfer wieder in die Schale, weil sie ihn so erneut keimfrei machen wollen, und bald ist die ganze Flüssigkeit ein unbrauchbares Gemisch von Sublimat, zerfaserter Watte, Blut und Kopfhaaren. Das sind natürlich völlig unhaltbare Zustände. Wenn wir so verfahren wollen, ist auch das Sterilisieren der Instrumente lediglich eine symbolische Handlung. Hier muß ein ausgebildeter, verantwortungsbewußter Paukarzt sehr energisch Ordnung schaffen und darf sich durch den Einwand der hundertjährigen Tradition nicht abschrecken lassen. Man muß immer wieder darauf hinweisen, daß Mensurverletzte Patienten sind, und daß es unsere Pflicht gegen sie und ihre Eltern ist, sie nach allen Erkenntnissen der modernen Medizin zu behandeln, wenn wir nicht gewissenlos und fahrlässig sein wollen.

Es ist wohl überall Sitte, zur angeblichen Desinfektion nach jedem Gang die Speere mit irgendeiner antiseptischen Flüssigkeit abzureiben; den Inhaber dieses Amtes nennt man Testant. Seine Tätigkeit, die kaum einen anderen als dekorativen Erfolg haben dürfte, soll überhaupt nichts mit den paukärztlichen Geräten zu schaffen haben. Durch Testieren kann man bestenfalls die Speere vom gröbsten Schmutz reinigen, und dazu lasse man sie mit einem Mullstück abreiben, das mit Brennspiritus getränkt ist. Eine Flasche Brennspiritus, wie er im Haushalt gebraucht wird, reicht sehr lange, außerdem ist er billiger und wirksamer als Sublimat und greift auch nicht wie dieses das Metall an. Am besten stellt man von vornherein draußen im Pauklokal eine Schale mit Brennspiritus und einigen Tupfern zurecht und ist damit den Testanten mit seinen störenden Wünschen ein für allemal los.

Für den paukärztlichen Betrieb braucht man aber einwandfrei sterile Verbandstoffe. Der beste Weg ist der, vom Assistenten einige Tage vor der Mensur aus Mullstreifen Tupfer legen zu lassen, sie in einer Trommel in irgendeine Klinik zu bringen und dort sterilisiert wieder abzuholen. Die Kosten einer solchen Blechtrommel, die ebenfalls von Schimmelbusch angegeben ist, sind sehr gering. Das Sterilisieren wird man meist umsonst bekommen Natürlich darf die Trommel erst zum Gebrauch auf dem Mensurboden geöffnet werden. Diese in vielen Orten bewährte Möglichkeit, einwandfreies Verbandsmaterial zu besorgen, dürfte für fast alle schlagenden Verbände durchführbar sein. Natürlich darf man von der Klinik keine andere Arbeit verlangen als das Sterilisieren, das weiter keine Mühe macht. Das Tupferlegen aus Mullstreifen kann leicht jeder Fuchs lernen. Dazu lasse man aus Zellstoff ein Päckchen 5 x 10 cm großer, ½ cm dicker Vierecke schneiden, die später beim Verband (siehe dort) gut zu verwenden sind. Besteht die Möglichkeit, in der Klinik sterilisieren zu lassen, nicht, so muß man selbst an die Sterilisation gehen. Am besten geht das in dem er wähnten Aufsatz auf dem Instrumentenkocher, wo durch den Dampf der darunter kochenden Instrumente die Verbandsstoffe in ihrem Behälter mit keimfrei werden, allerdings muß man dann die Instrumente zum erstenmal mindestens ¾ Stunden kochen lassen. Die gefüllte Verbandstofftrommel wird abgenommen und wird meist für den ganzen Pauktag sterile Tupfer liefern können. In jedem Fall, beim Sterilisieren in Klinik oder Flickzimmer, legt man oben auf die Tupfer ein sauberes Handtuch, das man später herausnimmt und als Unterlage für die ausgekochten Instrumente benutzt, wodurch das Einlegen in die übliche Karbollösung überflüssig wird. Ist weder ein Kliniksterilisieren möglich, noch ein Aufsatz auf dem Instrumentenkocher vorhanden, so kann man schließlich Tupfer und Handtuch zusammen mit den Instrumenten in Sodawasser auskochen, aus dem man sie einzeln mit einer Pinzette herausnimmt und ausgedrückt verwendet.

Händedesinfektion.

Alle unsere Bemühungen, durch Sterilisieren der Instrumente und Verbandstoffe die Gefahren der Wundinfektion zu beseitigen, werden aber umsonst, wenn wir nicht dafür sorgen, daß unser wichtigstes Instrumentarium,

Händedesinfektion

die Hände, ebenfalls zuverlässig keimfrei wird. Wie schwer dieses Problem ist, zeigt ein Blick durch die Lupe auf die glatte Haut gepflegter Finger, die sich mit einem mal in ein wildes Durcheinander zerrissener Schützengräben verwandelt. Wer die Unmöglichkeit kennt, in solchen Schützengräben Wanzen, Flöhe, Läuse und ähnliches Ungeziefer restlos zu vertilgen, der kann sich vorstellen, wie schwer der Kampf gegen die Erreger in den Rissen, Gräben und Schluchten der Hände sein muß. Selbst wenn man mit komplizierten Methoden eine bakteriologisch nachweisbare Keimfreiheit erlangt hat, so wird sie immer nur ganz vorübergehend sein, weil schon sehr bald durch die Tätigkeit der Schweißdrüsen, aus deren Ausführungsgängen und aus aufgelockerten Rissen bis dahin versteckte Bakterien ausgeschwemmt werden.

Man sieht also, daß Fehler in der Asepsis unvermeidlich sind, und daß man deshalb die doppelte Pflicht hat, die vermeidbaren auch wirklich auszuschalten. Natürlich kann man sich im Paukarztzimmer nicht so sterilisieren, wie im Operationssaal, man muß aber die Gefahren kennen, um alle Möglichkeiten zu ihrer Vermeidung auch heranzuziehen; das Problem ist hier genau dasselbe, wie in der Chirurgie der ärztlichen Landpraxis. Vorbedingung ist natürlich gute Handpflege. Wer chirurgisch arbeiten will – und schließlich muß das jeder Mediziner – muß glatte, riß- und wundfreie Haut haben, der freie Nagelrand soll nicht länger als 2 mm sein, aber auch nicht kürzer, da bei vollkommenem Stutzen die Grenze zwischen Haut und Nagel freiliegt und durch leichtes Rissigwerden die Händereinigung erschwert (LEXER).

Mindestens ebenso wichtig wie die dauernde Handpflege ist es aber, daß der Arzt das direkte Berühren von starken Infektionsstoffen, Schmutz, Eiter usw., peinlich vermeidet, denn es ist eben besonders schwer, eine infizierte Hand keimfrei zu bekommen. Auch das Berühren von Gartenerde ist allen, die mit Wunden zu tun haben, streng, verboten, denn hier besteht immer die Gefahr, den hochgefährlichen Starrkrampferreger mitzuschleppen. Wer seziert hat, soll mindestens 48 Stunden die Finger vom Flicken und Abflicken lassen, genau wie er ja auch in der Frauenklinik in dieser Zeit nicht praktisch arbeiten darf.

Wenn Instrumente und Verbandszeug zum Sterilisieren angesetzt sind, – es ist durchaus nötig, daß der Paukarzt das selbst tut und überwacht –, beginnt die Händereinigung, die nach LEXER „eine Kunst ist, die gelernt sein will". Ihr Erfolg ist, wie gesagt, immer höchst problematisch, sie muß deshalb besonders gewissenhaft ausgeführt werden. Die gebräuchlichste Methode von FÜRBRINGER besteht in 10 Minuten mechanischer Reinigung der Hände und Vorderarme mit heißem Wasser, Bürste und Schmierseife, der Nagelraum und Falz wird mit dem Nagelreiniger bearbeitet. Man nimmt das Wasser so heiß wie möglich, und läßt. es, wenn es nicht fließt, mindestens 3mal wechseln. Dann folgt eine Waschung in 70proz. Alkohol, 3 Minuten, und zuletzt in 1 pro mille Sublimat 3 Minuten lang. Dieses Verfahren; das in der großen Chirurgie sicher das einwandfreieste ist, erfordert immerhin zwei Waschschüsseln, Alkohol, Sublimat, Seife und Bedienung, außerdem ist Herstellung und Transport heißen Wassers in Pauklokalen oft sehr umständlich. Man darf deshalb ruhig für Paukärzte eine andere, im Kriege oft angewandte Methode empfehlen, die von V. MIKULICZ angegeben wurde. Man gießt in eine der sauberen Schüsseln den fertig käuflichen Seifenspiritus und bearbeitet damit durch eine kräftige Bürste 10 Minuten lang intensiv die vorher auf gewöhnliche Art gesäuberten Hände. Die Bürste wird vorher mit den Instrumenten ausgekocht und bleibt dann in Seifenspiritus liegen. Man achte aber streng darauf, daß kein Blut in diese Schüssel gerät. Blutige Hände reinigt man, indem man einen sterilen Tupfer in Lysoform taucht und das Blut abwäscht, was überraschend gut gelingt. Nun kann man sich wieder in Seifenspiritus für die nächste Partie waschen.

5. Assistenz.

Sind Instrumente, Verbandstoffe und Hände des Paukarztes auf diese Art einwandfrei sterilisiert, so beginnt der Assistent das Aufbauen des Instrumententisches. Dabei hat er sich strengstens vor der geringsten Berührung seiner Hände und Vorderarme mit nicht keimfrei gemachten Gegenständen zu hüten, denn schon durch einen kaum bemerkbaren Kontakt können schwere Krankheitserreger übertragen werden. Er läßt nach ¾stündigem Kochen der Instrumente von einem Helfer den Verbandstoffkasten abnehmen und öffnen. Da seine eigenen Hände keimfrei sind, entnimmt er dem geöffneten Kasten das Handtuch, wobei die Berührung mit dem nicht sterilen Kastenrand zu vermeiden ist, und breitet es auf dem Tisch aus, ohne diesem mit seinen Händen zu nahe zu kommen. Durch Ungeschick umgeschlagene Ecken müssen so liegen bleiben. Jetzt läßt der Assistent mit Stahlhaken von einer Hilfsperson den Blecheinsatz mit den Instrumenten aus dem Wasser heben und schief auf den Rändern des Kochers abstellen, wobei durch die Löcher das Wasser abfließt. Nun legt er auf die keimfreie Handtuchoberfläche die Instrumente für die erste Partie: Nadelschachtel, 1 Nadelhalter, 1 chirurgische Pinzette, 1 anatomische Pinzette, 1 gebogene und 1 gerade Schere. Das Messer läßt man in seinem Alkoholglas, bis es gebraucht wird, die anderen Instrumente läßt man wieder in das abgekochte Sodawasser zurückstellen, um sie als Ersatz unsteril gewordener Pinzetten, Scheren usw. zur Hand zu haben.

Auch das Nahtmaterial verlangt besondere Pflege. Eine gute Packung ist die oben erwähnte gebrauchsfertige von Braun-Melsungen. In einem Glasröhrchen ist die steril aufgewickelte Seide von Alkohol umgeben, der Endfaden ist durch den abschließenden Gummipfropfen hindurchgeleitet; das Ganze wird durch einen vernickelten Schraubenverschluß nach außen abgedichtet. Nach Abnehmen dieses Verschlusses kann man mit einer Pinzette den Faden herausziehen, und wenn man die ersten 5 cm abgeschnitten hat, soll der folgende Faden keimfrei sein. Da er aber stets mit dem äußeren Rand des Gummipfropfens in Berührung kommt, ist das schon unwahrscheinlich, außerdem kann der Assistent mit seinen keimfreien Händen nicht die Glasröhrchen anfassen. Alle diese Mißstände kann man auf einfache Art vermeiden. Man schafft ein viereckiges Glasgefäß mit Deckel an, unter Umständen genügt auch ein Marmeladenglas mit Schraubdeckel; in diesem hebt man die Seiden- und Catgutröhrchen mit ab geschraubten Nickelverschluß in

70proz. Alkohol auf, sie sind darin stets gebrauchsfertig. Beim Fertigmachen des Instrumententisches läßt sich der Assistent das geöffnete Glasgefäß neben sein steriles Tuch stellen. Da jetzt auch die Glasröhrchen außen steril sind, kann er mit zwei Pinzetten den Faden im Alkohol herausziehen und ab schneiden, dabei bleibt alles zuverlässig keimfrei. Man läßt das Nahtmaterial in diesem Glasgefäß und sorgt nur dafür, daß der Alkohol nicht austrocknet.

Der Assistent hat jetzt auf dem Tisch das sterile Handtuch mit den sauberen, geordneten Instrumenten, daneben die Glasschale mit Nahtmaterial, dahinter die Tupferbüchse. Er schneidet nun von der stärkeren und feineren Seide vorsichtig mehrere etwa 20 cm lange Stücke ab, fädelt einige starke und mittlere Nadeln ein, und legt diese auf das sterile Tuch zu den Instrumenten. Im Alkohol der Glasschale kann er schon einige weitere abgeschnittene Fäden schwimmen lassen. Bei allen diesen Bewegungen achte er streng auf die Keimfreiheit seiner Hände und Arme; hat er versehentlich etwas Nichtsteriles berührt, so muß er sofort in Seifenspiritus nachwaschen. In Griffnähe des Paukarztes muß nun noch die zweite Waschschüssel gestellt werden, in die man eine schwache Lysoformlösung gießt. Die Flüssigkeit kann einmal mit einem sterilen Tupfer, wie erwähnt, zum Reinigen der blutigen Hände dienen, außerdem hat sie den Zweck. die gebrauchten Instrumente aufzunehmen und wenigstens äußerlich grob zu reinigen.

Eine der wichtigsten Regeln für den Assistenten ist es, unter allen Umständen möglichst keimfreie Hände zu erhalten.

Vorbereitung des Paukarztes

Da sowohl der Paukarzt wie seine Instrumente beim Flicken unsteril werden, vermeide der Assistent möglichst jede Berührung mit ihm. Der Paukarzt legt Nadelhalter und Pinzette in diese Lysoformschüssel und spült dadurch Haare und Blut im gröbsten ab, so daß der Assistent wenigstens einigermaßen saubere Instrumente zum Einfädeln usw. bekommt. Abgesehen von der Hilfe bei größeren Schmissen soll der Assistent seine Tätigkeit auf Erhalten der Keimfreiheit der Instrumente und ihre erneute Vorbereitung beschränken, je weniger er am Patienten tut, um so besser für die Asepsis. Er darf auch bei weiteren Partien erst zusehen, wenn sein Betrieb erneut tadellos vorbereitet ist.

Bisher ist immer wieder die vielseitige fast ausschließliche Verwendbarkeit des Alkohols betont worden. Statt des teuren 70proz. Alkohols kann man aber mit durchaus gleichem Erfolg einfachen Brennspiritus verwenden, wie er in jedem Haushalt gebraucht wird. Man vermeidet so alle anderen, teuren und zum Teil nicht ungefährlichen Desinfektionsmittel, besonders das Sublimat wird bei dieser altbewährten Methode vollkommen überflüssig.

Für jede Partie müssen Handtuch und Instrumente erneut 5 Minuten ausgekocht werden! Diese Forderung wird mit der üblichen Hartnäckigkeit uralter Traditionen oft abgelehnt werden, sie ist aber unbedingt aufrechtzuerhalten, wenn nicht unsere ganze Asepsis zu einem Selbstbetrug werden soll. Man kann dieses Auskochen ohne Zeitverlust leicht ermöglichen, wenn der Paukarzt selbst den Verband macht, und der Assistent rasch die Instrumente säubert und samt dem Handtuch (das später ruhig naß sein kann, wenn es nur einwandfrei steril ist) in den Kocher legt. Die nötigen 5 Minuten – ohne Verbandstrommel – vergehen sicher noch vor dem Abbandagieren des Paukanten, selbst wenn er nach dem ersten Gang wieder erscheinen sollte. Die wenigen Pfennige Brennspiritus, die an Mehrkosten entstehen, werden durch die Erfolge korrekter Asepsis mehr als eingebracht. Ein gut eingerichteter Assistent wird seinen Aufbau sehr rasch wieder in gebrauchsfähiger Ordnung haben.

Man glaube nicht, daß die aufgestellten Forderungen der Asepsis, des Kampfes gegen die Krankheitserreger außerhalb der Wunde, übertrieben und unmöglich sind. Sie haben sich in jahrelanger paukärztlicher Praxis einwandfrei bewährt, und nur ihre gewissenhafte Erfüllung unterscheidet den Paukarzt vom Kurpfuscher und macht seine Tätigkeit wertvoll und befriedigend.

III. Der Patient.

1. Vorbereitung des Paukanten.

Diese Tätigkeit soll nicht erst mit dem Abführen beginnen, vielmehr ist der Paukarzt bereits mit verantwortlich für die physische und psychische Vorbereitung des Paukanten. Die Grundbedingung wirklich ärztlicher Tätigkeit ist das Vertrauen des Patienten, das auch der Paukarzt in allen Fällen durch Sachkenntnis und objektives Verhalten erwerben muß. Für die oft üblichen „Dessins" besonders bei Füchsen, – Tonsuren mit Jodanstrich, „Lustnadeln" und ähnliche Dinge – ist die ärztliche Tätigkeit zu ernst und verantwortungsvoll; ein Paukarzt, der in seiner Arbeit die Ausübung seines künftigen Lebensberufes sieht, wird solche Scherze unbedingt ablehnen. Die allgemeine Achtung, die er bei solcher Einstellung im Bund genießt, wird ihm viel Befriedigung gewähren und seine Arbeit erleichtern. Er leistet seinem Bund nicht den kleinsten Dienst, wenn jeder Paukant mit der Überzeugung bester ärztlicher Versorgung den Speer in die Hand nehmen kann.

Außer dieser oft unterschätzten psychischen Vorbehandlung ist auch die richtige körperliche Vorbereitung des Paukanten zu überwachen. Gegen die alte Unsitte, sein Kopfhaar möglichst lang zu lassen, damit es scharfe Hiebe abfangen kann, muß mit großer Energie vorgegangen werden. Die Gefahr der Wundinfektion mit ihren traurigen Folgen ist gerade bei langem Haar besonders groß. **Möglichst kurzer Haarschnitt und gründliche Kopfwäsche, beides am Tage vor der Mensur, muß dem Paukanten zur strengsten Pflicht vom Bund ausgemacht werden**, und der Paukarzt muß die Befolgung dieser Vorschrift mit seiner ganzen Autorität überwachen, wenn er einen groben Kunstfehler seiner Asepsis vermeiden.

2. Während der Mensur.

Wenn vom Assistenten in der beschriebenen Weise alles vorbereitet ist, betritt der Paukarzt zusammen mit dem Paukanten den Mensurboden. In seinen sorgfältig sterilisierten Händen trägt er einen Tupfer und eine sterile Pinzette, – natürlich muß auch die geringste Berührung seiner Hände und Unterarme vermieden werden. Wenn sie

Während der Mensur

im Gedränge doch erfolgt, so soll sofort im Seifenspiritus nachgewaschen werden. Der Assistent bleibt am besten bei seinen Instrumenten, um nachher sicher keimfreie Hände zu haben. Jeder Blutige muß natürlich vom Paukarzt begutachtet werden, dabei ist ein Berühren der Wunde möglichst zu vermeiden. Gesichtsschmisse werden nach einmaligem Abtupfen gut zu übergehen sein, ein weiteres Berühren des Patienten ist überflüssig. Herabgelaufenes Blut über den Augen oder sonst fern vom Schmiß kann irgendwer vorsichtig abwischen; der Paukarzt würde sich hierbei nur unnötig beschmutzen. Bei Kopfschmissen ist neben der äußerlich sofort erkennbaren Blutungsstärke die Frage des Knochensplitters zu entscheiden.

Eine weitverbreitete Methode ist es, zu dieser Feststellung mit dem Zeigefinger die Wunde abzutasten. Diese Untersuchungsart ist ein Rest mittelalterlicher Baderchirurgie und beweist einen so vollkommen Mangel jeder medizinischen Ausbildung, daß jeder Heilgehilfe darüber entsetzt den Kopf schütteln würde. Trotzdem ist sie leider sehr weit verbreitet, und mancher unglückliche Ausgang eines harmlosen Kopfschmisses ist auf dieses leichtfertige, unverantwortliche Vorgehen zurückzuführen. Der alte chirurgische Leitsatz: „Was man mit Instrumenten kann, faß nie mit bloßen Händen an" gilt ganz besonders für den Paukarzt weil für ihn die Händedesinfektion durch die Verhältnisse von vornherein erschwert ist. Eine Berührung der Wunde mit dem Finger ist deshalb unter allen Umständen strengstens zu vermeiden.

Um Art und Größe eventueller Knochensplitter festzustellen, geht man vielmehr mit der Pinzettenspitze in den Kopfschwartenschmiß und spreizt ihn durch Lockerlassen der federnden Pinzette auseinander. Jetzt kann man mit sauberem Tupfer austupfen und bekommt so einen durchaus genügenden Überblick. Man berührt hierbei die Wunde in der geringstmöglichen Weise und vermeidet jede überflüssige Infektionsgefahr. Eine Versorgung der Schmisse während der Partie, sei es auch nur Abschneiden kleiner Hautläppchen, oder gar Entfernen losgeschlagener Knochensplitter und ähnliches, ist unbedingt zu vermeiden, weil es abgesehen von dem peinlich Theatralischen auch gar keinen Zweck hat. Wundversorgung ist ausschließlich Sache des gut vorbereiteten Flickzimmers.

3. Das Abführen.

Eine in jeder Beziehung sehr große Verantwortung hat der Paukarzt mit der Beurteilung des Abführens. Dabei muß streng daran festgehalten werden, daß ein Abführen aus medizinischen Gründen ganz allein seine Angelegenheit ist, in die er sich weder vom Fechtwart, noch vom Paukanten, Sekundanten oder altem Inaktiven hineinreden lassen darf. Achtung vor der Medizin und ärztliches Standesbewußtsein, das von der alleinigen Verantwortung getragen wird, verlangen, daß hier der Paukarzt mit selbstbewußter Autorität auftritt und jede Einmischung ablehnt. Ausschlaggebend für den Entschluß, seinerseits den Paukanten abtreten zu lassen, dürfen nur zwei Gründe sein: Einmal seine eigenen paukärztlichen Fähigkeiten, und dann der Zustand des Paukanten. Ein Abführen aus anderen Gründen muß er entschieden ablehnen; das ist Sache des Fechtwarts oder des Sekundanten, die ihre Wünsche nicht mit falschen ärztlichen Angaben decken dürfen. Hat er den Entschluß zum Abführen gefaßt, so muß dieser unwiderruflich sein. Rechenschaft darüber ist er weder einem einzelnen noch dem Konvent schuldig, und wenn Zweifel entstehen, daß er nach bestem Wissen und Gewissen gehandelt hat, so lege er sein paukärztliches Amt sofort nieder. Wenn vom Paukarzt grundsätzlich nur aus medizinischen Gründen abgeführt wird, können solche Konflikte mit der öffentlichen Meinung im Bunde vermieden werden. Daß man bei diesem Urteil persönliche Zu- und Abneigung möglichst unterdrücken muß, ist selbstverständlich – nur so kann man die nötige Achtung der ärztlichen Tätigkeit erzwingen.

Das Abtreten des Paukanten muß man einmal vom eigenen paukärztlichen Können abhängig machen. Besteht z. B. die Gefahr, daß ein größerer Lappen bei dem nächsten Treffer ganz abgeschlagen wird, und traut man sich die Deckung des möglichen Sunstanzverlustes nicht zu, so muß man schon vorher abführen lassen. Ebenso liegt es bei ganz großen Verletzungen, wie durchschlagener Wange mit Schleimhautwunde, größeren Nasen-, Ohr-, Lippenschmissen, deren Versorgung viel Zeit in Anspruch nehmen wird. Es ist selbstverständlich, daß man sich als Anfänger weniger zutraut als ein erfahrener Paukarzt, und deshalb vielleicht rascher abführen läßt als dieser; – aber mit Erfahrung und Erfolg wächst das Vertrauen in die eigenen Fähigkeiten, so daß man sich bald allen Mensurverletzungen gewachsen fühlt und in der Hauptsache den zweiten Grund für das Abführen heranzieht, den Zustand des Verletzten.

Dieser muß unbeeinflußt durch persönliche Bindungen, trotzdem aber individuell beurteilt werden. Ein schmaler Fuchs zum Beispiel wird unter Blutverlust mehr leiden als ein alter Inaktiver mit fechterischer Schulung; für den Jungen ist jeder Schmiß auch eine viel größere psychische Belastung als für den alten, erfahrenen Fechter. Der Begriff der „Sammelabfuhr", die summarische Beurteilung an sich harmloser Schmisse, wird hier viel eher gegeben sein als bei dem Älteren. Trotzdem vermeide man größere Blutverluste in jedem Falle, wenn auch eine kleine spritzende Arterie kein Grund zum Abführen sein kann. Auch die Gefahr der Temporalisblutung an der Schläfe wird meistens überschätzt, da ja der Hauptstamm während der Partie von der Brille abgedeckt ist. Feste Regeln lassen sich hier nicht aufstellen, ausschlaggebend wird immer die überlieferte Gewohnheit der betreffenden Verbände sein.

Klagt ein Paukant über Schwarzwerden vor den Augen, so muß die Partie abgebrochen werden, wenn gleichzeitig der Puls klein und unregelmäßig wird. Oft kann man bei gleichmäßigem Puls mit Pause, Lösen der Paukbrille und Wassertrinken solches leichtes Unwohlsein rasch bekämpfen. Bei Abführen wegen Erschöpfung soll man vorsichtig sein, man bedenke immer, daß ein großer erzieherischer Wert des Fechtens im Zusammenreißen liegt. Auch trotz verpaukten Handgelenks soll der Paukant erst versuchen, weiter zu fechten. – Der Paukarzt ist hier ganz auf die subjektiven Angaben angewiesen, da er ja erst nachher untersuchen kann. Besteht der Paukant auf der Unmöglichkeit des Weiterfechtens, so muß man ihm in diesem einen Falle Folge leisten.

Locker geschlagene Zähne können ein Grund zum Abführen, sein, wenn aller Voraussicht nach hier mehrere Treffer zu erwarten sind, die dann die Zähne ganz ausbrechen und dadurch unnötigen Schmerzen und Kosten verursachen würden. Sind Zähne gleich ganz abgeschlagen, so ist das an sich kein Grund zum Abführen; es empfiehlt sich aber doch, abzubrechen, denn der Verlust von Zähnen ist ein so starker psychischer Chok, daß die weitere Haltung des Paukanten sicher nicht unbeeinflußt bleibt. Als Regel muß gelten, bei jedem größeren Knochensplitter, das heißt richtiger, mehr oder weniger abgehobener Splitterbildung der äußeren Schädeldecke, sofort abzuführen. Hier kann unter Umständen aus später zu erörternden Gründen das Weiterfechten zu einer akuten Lebensgefahr für den Paukanten werden. Im übrigen wird das Abführen eine Erfahrungssache sein, der man nach Kenntnis der herrschenden Überlieferung bald gewachsen ist.

Sofort nach dem ersten Schmiß wird für den Paukarzt aus dem Paukanten der Patient. Wie wichtig diese Einstellung ist, soll durch einige Bemerkungen über die Wunde und ihre Heilung klargelegt werden.

IV. Das Flicken.

1. Wunde, Wundheilung.

Aufgabe der Körperorgane ist Erhaltung des Gesamtorganismus durch harmonischen Ablauf aller Funktionen. Die Lebensfunktionen der einzelnen Gewebsarten gehen nach unendlich feinen ineinandergreifenden Gesetzen vor sich. Wird nun durch einen zu starken Reiz (der mechanisch, chemisch, thermisch sein kann) die Harmonie dieser Funktionen gestört, so ist der Organismus krank. Als wesentliche Folge zu starker mechanischer Reize z. B. entsteht die Wunde. Sie ist die Gewebstrennung einer Körperfläche an Haut, Schleimhaut oder Organen; nach der Mechanik ihres Entstehens unterscheidet man Schnittwunden, Riß- Quetsch- und Schußwunden. Für uns kommen in der Hauptsache die Schnittwunden in Frage. Sie unterscheiden sich von den andere Wundarten durch ihre glatten Ränder und die starke Blutung – beides Momente, die wesentlich zu guter Heilung beitragen.

Diese Heilung besteht in Maßnahmen des Gesamtkörpers, die als Reaktion jener krankmachenden Reize hervorgerufen werden und den Zweck haben, die frühere Harmonie der Gewebsfunktionen nach Möglichkeit wiederherzustellen. Bei Wunden läuft diese Reaktion in zwei verschiedenen Erscheinungsformen ab, der primären Heilung durch rasches Verkleben der Wundränder, und der sekundären, dem Ausfüllen einer Wundlücke mit neugebildetem Gewebe. Trotz des äußerlich auffallenden Unterschiedes beider Heilungsarten zeigte das Mikroskop, daß dieser Unterschied ein rein gradueller ist. Die primäre Wundheilung ist nur möglich bei genauem Aneinanderpassen der Wundränder, wie es bei Schnittwunden durch die Naht erreicht wird, und bei Fernhalten der Infektion. Schnittwunden mit glatten Rändern bluten meist stark, wodurch Krankheitserreger, die trotz aller aseptischen Vorsichtsmaßnahmen eingedrungen sind manchmal wieder ausgespült werden. Für unsere Mensurverletzungen, die ja fast immer glatte Schnittwunden sind, bestehen also bei richtiger Behandlung gute Austen zur primären Heilung. Werden aber die Verletzungen infiziert, so wirken die eingedrungenen Bakterien auf das Gewebe der Wundränder, zerstören es teilweise, es bildet sich Wundsekret, das nach außen Abfluß sucht, und damit ist die primäre Heilung unmöglich. Solche „verbutterten" Schmisse müssen durch Besiegen der Erreger und Wachstum neuen Gewebes auf dem gereinigten Kampfplatz sekundär heilen, was für den Patienten ebenso Gefährlich wie langwierig ist.

Wenn bei den gewöhnlichen Schnittwunden der Mensur kein primäre Heilung auftritt, so ist das, besonders im Wiederholungsfalle, fast stets auf einen Fehler der Asepsis zurückzuführen, die dann strengster Nachprüfung bedarf. Anders liegt es bei den auf Mensur seltenen Riß-Quetschwunden, z. B. halbscharfen Lappen oder Aufplatzen einer von flachen Hieben immer wieder getroffenen Stelle; hier kann wegen der schlechten Heilungsbedingungen des zum Teil zerquetschten Gewebes eine sekundäre Heilung auch ohne Sepsisfehler zustande kommen. Man erkennt jedenfalls erneut, wie unendlich wichtig in allen Fällen der zielbewußte Kampf gegen die Erreger außerhalb der Wunde, die genaue Befolgung der aseptischen Regeln zur Erzielung der primären Heilung ist.

2. Wundvorbereitung.

Wenn der abgeführte Paukant ausbandagiert ist und rittlings auf seinem Stuhle sitzt, Arm und Kopf auf der Lehne, beginnt der Paukarzt seine Tätigkeit mit der Vorbereitung des Operationsfeldes.

Trotz aller Vorsichtsmaßnahmen geraten durch Haare, berührte Speerspitzen, von der Haut, die der Speer trifft, usw., immer einige Bakterien in die Wunde. Im allgemeinen wird der Körper allein mit diesen Eindringlingen fertig, viel besser sogar, als wenn wir antiseptisch helfen, d. h. mit irgendeinem chemischen Mittel den Kampf gegen die Erreger in der Wunde aufnehmen wollten. Diese chemischen Mittel – Stublimat, Jodtinktur, Lysoform usw. – zerstören nämlich nicht nur die Zelleiber der Bakterien, sondern schädigen auch die Zellen des Körpergewebes. Außerdem wirken sie immer nur an der Wundoberfläche und kommen mit den tiefer eingedrungenen Bakterien gar nicht in Berührung, der Schaden ihrer Anwendung ist also größer als ihr Nutzen. Wir werden uns daher im allgemeinen darauf beschränken müssen, die chemischen antibakteriellen Mittel a u ß e r h a l b der Wunde zur Verstärkung der A s e p s i s anzuwenden.

Dies geschieht durch Betupfen der Wundumgebung mit Jodtinktur, nachdem bei Kopfschmissen vom Paukarzt mit steriler Schere die Haare um die Wundränder mindestens 2 cm breit sauber und kurz abgeschnitten worden sind. Die Schere wird in die Lysoformschüssel zurückgelegt, und während eine Hilfsperson die Wundumgebung einjodet, wäscht sich der Paukarzt noch einmal gründlich die Hände im Seifenspiritus, ehe er an die Versorgung der Wunden geht.

Blutstillung.

a) Blutstillung am Kopf.

Seine erste Aufgabe ist die Blutstillung. Man unterscheidet drei Arten von Blutung: Einmal aus den Arterien, die das Blut vom Herzen zum Gewebe bringen. Mit jedem Herzschlag, der eine neue Blutwelle in die Arterien wirft, wird hierbei die Blutung aus einer verletzten Arterie stärker werden. Wir sehen aus solchen verletzten Arterien hellrotes Blut, das sauerstoffreich zum Gewebe gebracht werden soll, pulsierend mit dem Herzschlag spritzend entweichen. Die zweite Blutungsart ist die aus verletzten Venen, die sauerstoffarmes, dunkles Blut vom Gewebe zum Herzen zurückführen. Der Blutstrom ist hier nicht mehr dem direkten Druck der Herztätigkeit ausgesetzt, Venen bluten deshalb nicht pulsierend, sondern in gleichmäßig fließendem Strom. Die dritte Art der Blutung ist die aus dem Gewebe, wo das Blut in mikroskopisch kleinen Gefäßchen, den Capillaren, von den Arterien in die Venen übergeleitet wird; sie ist weder pulsierend noch ein gleichmäßig fließender Strom, sondern allmählich entquillt Blut in feinsten Tröpfchen dem Gewebe wie eine Quelle dem Wiesenboden. An jeder Wunde finden wir alle drei Blutungsarten gemeinsam. Für den Paukarzt ist das Wichtigste die Beherrschung der arteriellen, pulsierend spritzenden Blutung. Bei Kopfschwartenschmissen, den häufigsten Mensurverletzungen, ist die Blutstillung viel einfacher als gewöhnlich angenommen wird. Durch die Naht werden hier die Wundränder so aneinander gepreßt, daß Blutungen aus Venen und Capillaren dadurch von selbst stehen. Zur Beherrschung der aus kleineren spritzenden Gefäßen genügt ebenfalls die Naht. Größere pulsierend spritzende Gefäße, die am Kopf reichlich vorkommen, müssen dagegen besonders behandelt werden. Hier gilt wieder der Satz, daß jede unnötige Berührung der Wunde wegen der Infektionsgefahr vermieden werden muß. Das beliebte Abklemmen spritzender Gefäße mit der Arterienklemme ist bei Kopfschwartenschmissen eine solche unnötige Berührung. Außerdem wird die Infektionsgefahr durch die Unterbindung besonders groß.

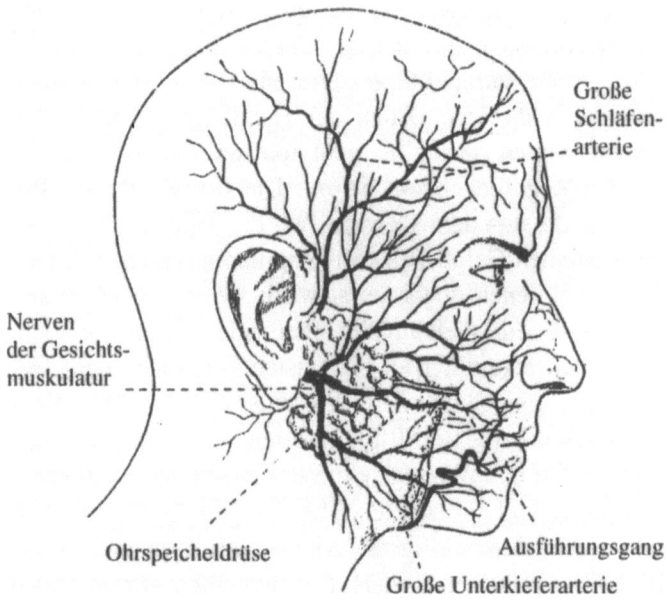

Abb. 1   Schema der Gesichtsanatomie

Blutstillung im Gesicht

Wir können alle Arterienblutungen aus Kopfschwartenschmissen stillen ohne die Wunde überhaupt zu berühren, und zwar durch die ebenso einfach wie sicher wirkende Umstechung größerer Gefäße am Orte der Wahl. Nehmen wir z. B. eine durchschlagene Temporalis, jene ziemlich große Schläfenarterie, die nach Abnehmen der Paukbrille manchmal ganz erheblich spritzt (siehe Abb. 1). Wir suchen ihren Stamm unterhalb des Schmisses mit dem Finger – natürlich muß die Haut hier gejodet sein – und finden, daß durch Fingerdruck an einer bestimmten Stelle die Wundblutung zum Stehen gebracht werden kann. An diese Stelle legen wir nun parallel zur Schmißrichtung, aber 2-3 cm unterhalb des Schmisses, eine tiefgreifende Nadel durch die Haut, die Ein- und Ausstichstelle ungefähr 1 cm voneinander entfernt. Wenn nun der Faden fest angezogen und geknotet ist, steht die Blutung in der Wunde, ohne daß wir diese überhaupt berührt hätten. Genauso verfährt man mit der anderen Hälfte des Gefäßes, das manchmal rückfließend aus der oberen Wundseite blutet. Sein Stamm wird 2-3 cm oberhalb des Schmisses durch blutstillenden Fingerdruck aufgesucht und hier durch dieselbe schmißparallele Naht umstochen. Wir vermeiden so jede unnötige Wundberührung, und da wir diese Umstechung wie jede andere Nadel nach einigen Tagen entfernen können, braucht der Körper keine artfremden Seidenfäden (die sonst häufig durch Fisteln noch nach Jahren ausgestoßen werden) einzuheilen. Jede größere Arterie eines Kopfschwartenschmisses kann auf diese Art ebenso einfach wie sicher gefaßt werden; die kleinen blutenden Arterien stehen ebenso wie Venen- und Gewebsblutungen immer durch straffe Naht.

Das oft vergebliche Abklemmen mit immer neuer Gewebsquetschung, die meist unbrauchbare Umstechung und die große Infektionsgefahr durch diese mehr zeitraubende als praktische Beschäftigung, das alles kann bei Kopfschwartenschmissen vollkommen vermieden werden. Bei Lappenbildung soll man am Lappen selbst möglichst keine Blutstillung vornehmen; wenn er blutet, ist das ein Zeichen guter Ernährung. Meist genügt hier Blutstillung durch wundentfernte Umstechung an dem Wundrand, der dem Lappen gegenüberliegt.

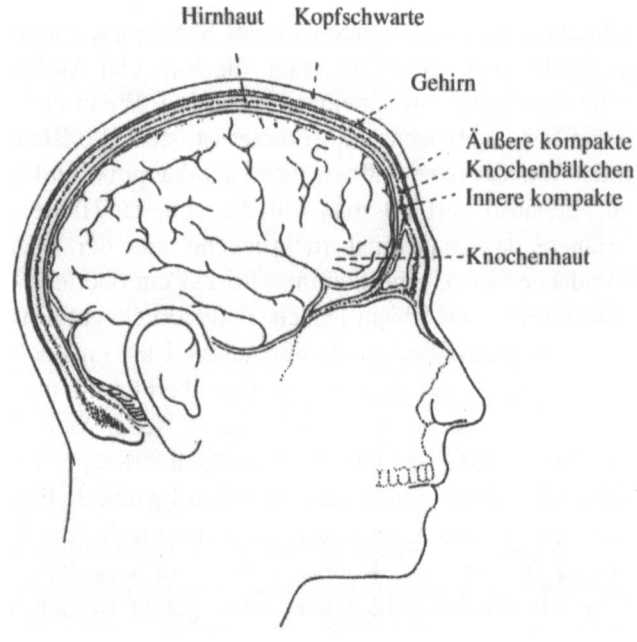

Abb. 2   Sagittalschnitt des Schädels, Mittellinie

b) Blutstillung im Gesicht.

Bei Kopfschwartenschmissen brauchen wir also niemals eine Arterienklemme oder Gefäßunterbindung in der Wunde, dagegen läßt sich das bei großen und tiefen Gesichtsschmissen nicht immer vermeiden. Die äußere Kieferarterie, ein großes Gefäß, das dicht vor dem äußeren Kaumuskel vom Halse her über den Unterkiefer zur Wange zieht – man kann sie an sich selbst pulsieren fühlen (siehe Abb. 1) –, kann manchmal auch fern von der Wunde durch Umstechung unterbunden werden, meist bluten aber in der durchschlagenen Wangenmuskulatur größere Gefäße, deren Stamm man nicht durch Fingerdruck findet, und hier faßt man in der Wunde das blutende Gefäß nach sorgfältigem Abtupfen mit der Klemme, läßt diese vom Assistenten halten, knüpft um den gefaßten. leicht angezogenen Gewebsstiel einen Knoten, läßt die Klemme abnehmen und knüpft den zweiten Knoten. Die Fäden werden dann möglichst kurz abgeschnitten. Da diese unvermeidbaren Verbindungen einheilen sollen, ist hier das resorbierbare Catgut angebracht.

4. Knochenverletzungen

a) Hirnschädel

Wenn auf diese Art jede größere Blutung zum Stehen gebracht ist, muß zunächst untersucht werden, ob durch irgendeinen Schmiß der Knochen verletzt ist. Bei der Kopfschwarte spreizt man mit einer Pinzette, wie oben erklärt wurde, die Wundränder auseinander, tupft mit sauberem Tupfer aus und bekommt dadurch einen guten Überblick.

Der Schädel ist bei uns 3-5 mm dick und besteht aus einer dünnen äußeren und einer ebensolchen inneren flächenhaft-kompakten Knochenschicht. Dazwischen liegt ein dichtes Gewebe feiner Knochenbälkchen. Durch diese Struktur bekommt der Schädel eine außerordentliche Bruchfestigkeit, denn jeder Schlag, der die äußere Knochenschicht trifft, wird durch die Knochenbälkchen sofort weit verteilt und hat dadurch einen großen Teil seiner Stoßkraft verloren, wenn er an der inneren Knochenschicht ankommt. Trotzdem kann er natürlich auch hier noch zerstörend wirken, und darauf beruht zum Teil die große Gefahr der Knochensplitter. Sie beweisen zwar, daß der Schlag knochenzerstörend stark war, wir wissen aber nicht, ob die Verteilung durch die Knochenbälkchen genügte, oder ob trotzdem die innere Knochenschicht mit verletzt, zersplittert oder gesprungen ist. Ist sie das, so besteht der äußerst gefährliche Zustand eines Schädelbruches.

Es ist auch möglich, daß ein plötzlichen stumpfer Schlag die äußere Knochenschicht trifft und so rasch durch die Knochenbälkchen abgeleitet wird, daß er die äußere Schicht nicht verletzt. Nun trifft er aber mit immer noch großer Stärke die innere Knochenschicht, wirkt sich hier aus, weil er keine Ableitung mehr findet und zerreißt sie. So entsteht das Bild innerer Knochensplitter trotz erhaltener äußerer Knochenschicht.

Im Schädelinnern schwimmt das Gehirn in einem Sack, den Hirnhäuten (siehe Abb. 2). Die äußerste Schicht dieses Sackes, die harte Hirnhaut, ist also der inneren kompakten Knochenschicht der Schädeldecke benachbart.

Knochenverletzungen 41

Splitter dieser Knochenschicht können unter Umständen die harte Hirnhaut zerreißen und zu Schädigungen des Gehirns führen; viel größer aber ist die Gefahr, daß durch winzigste Risse im Schädeldach mit der Gewalt des Schlages irgendwelche Bakterien in das Schädelinnere gelangen und hier die äußerst gefährliche Hirnhautentzündung hervorrufen, die fast immer zum Tode oder zu psychischen Veränderungen führt. Da man nie weiß, ob die innere Knochenschicht der Schädeldecke mitverletzt ist, muß man mit dieser Tatsache, dem sehr bedenklichen Zustand des Schädelbruches, immer rechnen.

Der Knochensplitter des Mensurbodens wird meistens für sehr harmlos gehalten, und glücklicherweise heilen die allermeisten Fälle reaktionslos aus. Es soll aber einmal ein Todesfall durch Hirnhautentzündung nach innerem Knochensplitter vorgekommen sein; man erkennt also, daß in der Verletzung des knöchernen Schädels, deren Größe nicht festzustellen ist, die größte Gefahr der Mensur liegt.

Die Vorwürfe aller Mensurfeinde setzen immer wieder hier ein – die schlagenden Verbände müssen sie deshalb durch strengste Beachtung aller medizinischen Regeln grundlos machen.

Das Betasten des Schmisses während der Partie, das Abbrechen und Herausreißen von Knochensplittern sind ärztliche Kunstfehler, die vielleicht die Vernichtung eines kraftvollen Menschenlebens, unter Umständen auch gerichtliche Bestrafung nach sich ziehen kann.

Nur wenn nach strengster Asepsis und mit allen Regeln der Chirurgie gearbeitet wird, kann sich der Paukarzt bei traurigen Folgen innerlich und äußerlich freisprechen; – dann werden aber solche traurigen Folgen zu den äußersten Seltenheiten eines tückischen Zufalls gehören.

Wird also ein Knochensplitter festgestellt – aus den erwähnten Gründen soll man sofort abführen lassen – so lasse man beim Flicken einige Tropfen Jodtinktur in die Wunde gießen im übrigen muß der Knochensplitter, selbst wenn er losgeschlagen oder abgehoben ist, vollkommen in Ruhe gelassen werden. Durch die Jodtinktur versucht man, etwa in den Knochen eingedrungene Erreger zu vernichten, der einzige Fall antiseptischer Behandlung, der in der Chirurgie des Paukbodens erlaubt ist. Die oft geübte Naht der Knochenhaut, des Periosts (siehe Abb. 2), ist ebenso gefährlich wie nutzlos. Jeder nicht infizierte Knochensplitter heilt an ohne nachteilige Folgen. Die Wunde wird im übrigen wie jede andere Kopfwunde behandelt und nach der Blutstillung genau so dicht genäht. Eine dringende Forderung bei mehrfachen oder größeren Knochensplitter ist es, daß der Patient 5-6 Tage im Bett bleibt und seine Temperatur abends vom Paukarzt gemessen wird. Patienten mit leichten Knochensplittern dürfen aufstehen, sollen sich aber ruhig zu Haus halten und müssen ebenfalls gemessen werden. Selbstverständlich ist strengstes Alkoholverbot in dieser Zeit durchzuführen. Wenn keine Kopfschmerzen, Erbrechen oder Temperatursteigerung auftreten, kann der Patient nach 5-6 Tagen wieder heraus, sollt sich aber noch mindestens eine Woche schonen und besonders Alkoholabusus vermeiden. Steigt die Temperatur über 38°, tritt Erbrechen oder starkes Kopfweh auf, so muß sofort ein approbierter Arzt geholt werden. Die sorgfältige Leitung dieser Nachbehandlung ist für den Paukarzt eine ebenso streng Pflicht wie die aseptische Wundversorgung, denn bei später auftretenden, sofort erkannten Komplikationen kann man in der Klinik noch viel helfen.

b) Gesichtsschädel.

Knochenverletzungen bei Gesichtsschmissen sind selten, kommen aber doch bei Linkser- und Säbelpartien vor. Brüche des Unterkiefers nach Spieker- oder Durchziehertreffern brauchen vom Paukarzt nicht weiter behandelt werden, er versorgt Wunde wie jede andere und schickt den Patienten in die chirurgische oder zahnärztliche Klinik. Man denke aber an die Möglichkeit eines Unterkieferbruches bei solchen Hieben und prüfe auf abnorme Beweglichkeit und reibendes Geräusch an der vermuteten Bruchstelle. Übersehene Unterkieferbrüche, deren Erscheinungen auf die Weichteilverletzung bezogen und die nicht behandelt werden, können später sehr unangenehme, schwer zu beseitigende Störungen hervorrufen. Mit locker geschlagenen Zähnen soll sich der Paukarzt ebenfalls nicht abgeben, ebenso wie bei ganz abgeschlagenen Zähnen ist die Behandlung Sache des Facharztes. Knochenverletzungen am Jochbein kommen fast nur bei brillenlosen Säbelpartien vor, sie sind fast immer ungefährlich und heilen glatt; es braucht auch hier nur die Weichteilwunde versorgt zu werden.

Das Flicken

5. Naht.

a) Kopf.

Wenn Blutstillung und die Frage der Knochenbeteiligung erledigt sind, beginnt der Wundverschluß durch Naht. Für Kopfschwartenschmisse fädelt man eine große Nadel mit starkem, 15 cm langem Seidenfaden ein und klemmt sie ½ cm unterhalb 15 des Öhrs in den Nadelhalter. Für den Paukarzt kommt in der Hauptsache die einfache Knopfnaht in Frage. Man sticht 1 cm neben dem Wundrand ein, führt die Nadel dicht über dem Wundboden zur anderen Seite und läßt sie hier 1 cm vom Wundrande entfernt wieder erscheinen. Mit der chirurgischen Hakenpinzette kann man sich den Wundrand, den man gerade durchstechen will, etwas ausbiegen. Wichtig ist, daß die Richtung der Naht genau senkrecht zur Wundrichtung steht. Die Nadel wird durchgezogen, wieder in den Halter geklemmt und in die Lysoformschüssel gelegt, wo sie der Assistent wieder an sich nimmt. Jetzt zieht man die Fadenenden beide an, hält sie parallel, nicht gekreuzt, und knüpft einen Knoten, wobei gutes Aneinanderlegen der Wundränder sehr zu beachten ist. Man zieht den Faden soweit durch, daß der Knoten über der Einstichstelle, nie über der Wunde liegt. Jetzt läßt man das Aneinanderliegen der Wundränder vom Assistenten verbessern und knüpft den zweiten Knoten; die Fäden werden dann ½ cm lang abgeschnitten. – Durch solche Knopfnähte in einer Entfernung von 1,5 cm voneinander verschließt man den einfachen Schmiß der Kopfschwarte. Das zu weite Nähen hat keinen Zweck, überwachsende Ränder stören beim Kämmen und Haarschneiden später noch lange Zeit, außerdem bleibt die aseptisch dichtverschlossene Wunde viel besser keimfrei und blutet nicht nach.

L a p p e n. Bei Lappenbildungen muß stets Anheilen des Lappens versucht werden, außer wenn seine Basis ebenfalls bis auf die Haut durchtrennt ist. In diesem einen Falle schneidet man ihn ab, aber nur, wenn er wirklich nur an kleinster Hautbrücke hängt. Blutstillung am Orte der Wahl macht man besonders an dem stehengebliebenen Wundrand. Bei der Fixierung des Lappens durch Naht legt man am besten erst einige weit voneinander entfernte Nähte, um ihn anatomisch richtig auszubreiten, denn oft ist er durch die Elastizität seines Gewebes zusammengeschnurrt. Dabei sticht man immer zuerst am Lappen ein, weil man ihn dabei durch Dehnung seiner Basis ausbreitet und so besser sieht, an welcher Stelle des anderen Wundrandes die Nadel herauskommen muß. Zwischen den weit entfernten Fixierungsnähten legt man engere nach Bedarf zum guten Aneinanderpassen der Wundränder.

P l a s t i k. Ist der Lappen ganz abgeschlagen, so darf man ihn niemals wieder annähen, denn an der Kopfschwarte kann man nach einiger Übung selbst handtellergroße Defekte bequem im Flickzimmer decken. Meistens wird aus der etwa ½ cm dicken Kopfschwarte ein Stück so herausgeschlagen, daß eine muldenförmige Delle entsteht. Dem Zusammenziehen der Wundränder wird dann vom Boden der Delle so starker Widerstand entgegengesetzt, daß bei größeren Defekten einfaches Zusammenziehen unmöglich wird. Die große Verschieblichkeit der gesamten Kopfschwarte auf dem Schädelknochen kann man durch dieses einfache Zusammenziehen gar nicht ausnutzen, man dehnt nur das Gewebe. Ein sehr einfaches Mittel, das selbst bei handtellergroßen Defekten ausreicht, besteht nun darin, mit dem scharfen Messer den ganzen Dellenboden der Kopfschwarte bis auf den Knochen abzutragen. Die Knochenhaut ist dabei zu schonen. Jetzt hat man senkrechte, glatte Wundränder, die sich auf dem Knochen so verschieben lassen, daß ihre Naht nach Stillung der oft starken Blutung ohne große Spannung gelingt. Man vermeidet so die Entspannungsschnitte, die wieder genäht werden müssen und erhöhte Infektionsgefahr bedeuten. Den Dellenboden der Kopf-schwarte kann man mit wenigen glatten, raschen Schnitten ohne allzugroße Schmerzen des Patienten gut abtragen, dabei ist für das Aneinanderpassen möglichste Glätte der Wundränder zu erstreben. – Liegt der Knochen in der Mitte der Delle schon frei, so müssen die Gewebsreste des Dellenbodens senkrecht von den Wundrändern der Haut aus abgetragen werden (s. Abb. 3). Meist hat der Defekt von selbst ovale Gestalt; ist er kreisförmig, dann schneidet man soviel Haut mitaus, daß eine ovale Form des Defektes entsteht. Genügt das Ausschneiden des Dellenbodens nicht, was sehr selten vorkommt, so kann man durch einen Entspannungsschnitt senkrecht zu dem einen Wundrand in der Mitte, oder parallel zu ihm in 2 cm Entfernung (siehe Abb. 4) und durch Abpräparieren der Kopfschwarte eine Beweglichkeit schaffen, die sicher zur Deckung des Lappendefektes ausreicht. Durch starke Seidenfäden, die zur Vermeidung des Einschneidens 1cm vom Wundrand entfernt ein- und ausgestochen werden, zieht man kräftig die Wundränder zusammen.

Wenn man diese beiden Verfahren richtig anwendet, kann jeder Substanzverlust der Kopfschwarte im Flickzimmer gedeckt werden. Die Schmerzen sind bei rascher Schnittführung und scharfem Messer durchaus in den Grenzen des Erträglichen. Man mag einwenden, daß derartige plastische Operationen Sache der Klinik wären;

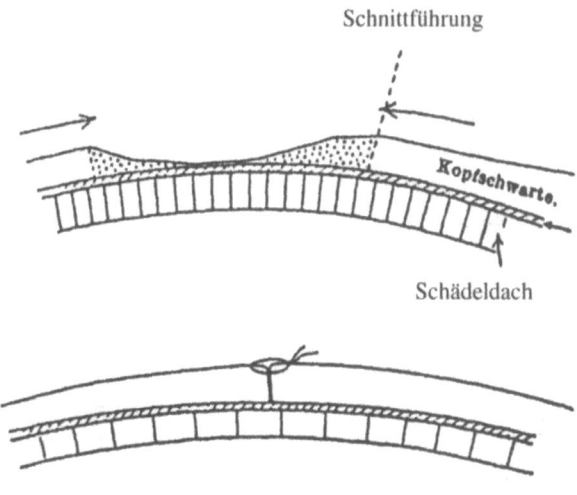

Abb.3. Exzision der Kopfschwarte bei Substanzverlust

wenn man aber ärztliche Tätigkeit überhaupt vom Studenten duldet, dann ist nicht einzusehen, weshalb er diese nur scheinbar erheblichen Verletzungen nicht auch versorgen soll. Das angegebene Verfahren wird immer zum Ziele führen und kann von jedem geübten Paukarzt leicht erlernt werden. Man vermeidet jedenfalls dadurch die

Infektionsgefahren längeren Transportes und unter Umständen erhebliche Kosten für Klinikbehandlung. Es sollte überhaupt unser Bestreben sein, mit den Mensurverletzungen bei aller gebotenen Vorsicht allein fertig zu werden; in den Augen des Laien wird dadurch dem Fechtsport ein großer Teil seiner angeblichen Gefährlichkeit genommen.

Eine sehr häufige Mensurverletzung entsteht durch die Außenquart, die in der Schläfengegend den Schädel trifft. Die Blutstillung der großen Schläfenarterie ist schon erwähnt, wichtig ist aber auch die Erhaltung der Funktionsfähigkeit des großen Kaumuskels, der deshalb mit einigen Catgutnähten vereinigt werden muß. Um das Einheilen dieser Fäden möglichst zu vereinfachen, näht man mit wenigen Nähten gleichzeitig Kaumuskel und die bindegewebige Faszie, die ihn bedeckt. Die Haut darüber wird wie üblich mit Seide genäht.

Man darf hierbei keine Rücksicht auf die Wünsche des Paukanten nehmen, der bei allen Gesichtsschmissen immer wieder um „weites Nähen" bittet, um in den nächsten Ferien der bewundernden Heimat als narbenreicher Held zu erscheinen. Weites Nähen läßt die Wundränder zum Teil klaffen, schafft dadurch erhöhte Infektionsgefahr und bringt die Narben später zu dem ebenso häßlichen wie lästigen Überwachsen, es ist also von einem gewissenhaften Paukarzt unbedingt abzulehnen. Das Vergleichen der Nadelzahl beider Paukanten verleitet oft zu unverantwortlich weitem Nähen und sollte überall als gänzlich unmedizinisch abgeschafft werden. Mit anständigem Flicken nützt man seinem Bund mehr als mit dem „Plusmachen" durch geringe Nadelzahl.

Naht 49

b) Gesicht.

Klappenschmisse. Die Kopfschwartenwunde wird meist durch einfache Knopfnaht der Haut zu schließen sein. Anders ist es bei Weichteilverletzungen im Bereich des Gesichtsschädels, wie dem eben beschriebenen Schläfenschmiß durch Außenquart. Im Gesicht sind die anatomischen Verhältnisse wesentlich verwickelten als bei der Kopfschwarte, man mache sich deshalb an der Zeichnung Abb. 1 das Wichtigste klar.

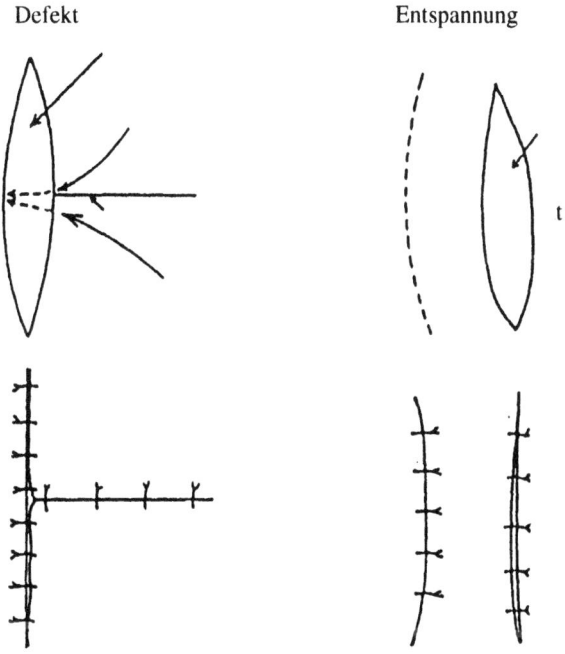

Abb. 4 Entspannungsschnitte   Abb. 5 Entspannungsschnitte

Der häufigste Gesichtsschmiß ist die Wangenverletzung, der „Klappenhieb". Die in Studentenromanen so beliebte „herabhängende Wange", ohne die sich der Laie eigentlich keine Mensur denken kann, ist glücklicherweise recht selten. Was aber jeden Klappenhieb gefährlich macht, ist die dicht vor dem Ohr liegende Ohrspeicheldrüse, die ihr Sekret durch einen stricknadeldicken Gang schickt (Abb. 1). Dieser Gang läuft in der Wange nach vorn und endigt neben den vorderen Backzähnen offen in der Mundhöhle. Sowohl eine Verletzung der Drüse selbst, als auch ein Durchschlagen ihres Ganges kann bei falscher Behandlung die übelsten Folgen haben. Sitzt der Schmiß dicht vor dem Ohr, so ist durch Auseinanderhalten der Wundränder die Ohrspeicheldrüse, ein derbes, kleinknotiges Gebilde, aufzusuchen. Man näht dann nicht etwa die Drüse, sondern sucht ihre bindegewebige Kapsel und vereinigt diese durch Catgutnähte möglichst exakt. Sitzt der Schmiß weiter vorn, so sucht man beim Nähen den vielleicht nicht mitgetroffenen Speichelgang der Drüse zu vermeiden, wenn man ihn, – was sehr selten geschieht –, überhaupt zu sehen bekommt. Langes Suchen hat keinen Zweck, vielmehr ist der Schmiß möglichst rasch zu versorgen, und zwar muß man versuchen, die anatomischen Verhältnisse wieder herzustellen. Ist die Mundhöhle eröffnet, dann muß schichtweise genäht werden. Zuerst wird die tiefste Schicht, die Schleimhaut, mit wenigen weit voneinander entfernten Catgutnähten vereinigt. Blutet es stark aus der Muskulatur, so faßt man das blutende Gefäß mit der Arterienklemme und unterbindet es, wie oben beschrieben. Die Muskulatur wird dann, wie beim Kaumuskel an der Schläfe, mit wenigen

Catgutnähten vereinigt. Man achte auf gutes Aneinanderpassen der oft verschobenen Muskelstümpfe. Bei der nun folgenden Hautnaht muß sehr eng und mit genauestem Anlegen der Hautränder genäht werden, denn durch das mimische Spiel der vielen kleinen Gesichtsmuskeln werden sonst die Wundränder verzerrt, infizieren sich oder geben übergewachsene, entstellende Narben.

Parotisfistel. Trotz sorgfältiger Arbeit und anscheinend schönem Erfolg – ein sauber genähter Klappenschmiß beweist am besten paukärztliches Können –, kommt oft der Patient nach Stunden oder Tagen mit feuchten tropfendem Verband und klagt über dauernde Flüssigkeitsabsonderung der Wunde besonders beim Essen. Es findet sich dann im Schmiß eine kleine Öffnung, aus der klare Flüssigkeit abgesondert wird: eine Fistel der Ohrspeicheldrüse, der Parotis. Die Flüssigkeit gelangt nach außen entweder durch eine Lücke der genähten Kapsel, – oder weil eine Verletzung der Drüse übersehen wurde, oder –, was beim Flicken kaum festzustellen ist –, weil der Ausführungsgang der Drüse durchschlagen war. Dauernd wird aus dieser Fistelöffnung Flüssigkeit abgesondert, beim Essen so stark, daß der bedauernswerte Patient mit vorgestrecktem Kopf sitzen muß und bald einen kleinen See zu Füßen hat. Früher stand man diesem traurigen Zustand ziemlich hilflos gegenüber, es dauerte Monate, bis sich die Fistel endlich schloß. Jetzt gibt es Möglichkeiten, in jedem Falle eine Parotisfistel zum Ausheilen zu bringen.

Sitzt die Fistel weiter vorn in der Wange, ist also eine Folge des durchschlagenen Ganges, so kann man dem Patienten mit einem einfachen Mittel helfen. Man besorgt sich in der oben beschriebenen BRAUNschen Packung ein Röhrchen der stärksten Seide, die vorhanden ist, und eine dazu passende, gerade Nadel, eventuell eine Stopfnadel. In diese ausgekochte Nadel fädelt man ein 15 cm langes Stück Seide ein. Meist wird der Schmiß an der Fistelstelle etwas klaffen, tut er das nicht, so erweitert man ihn nach Einjoden der Haut auf 1 cm. Jetzt sticht man die Nadel im Schmiß quer durch die Wange in die Mundhöhle, faßt hier die Nadelspitze mit der Pinzette, zieht den Faden halb durch und fädelt aus. Nun wird die Nadel am außen hängenden Fadenende wieder eingefädelt und etwa 1 cm neben der ersten Einstichstelle im Schmiß ebenfalls quer durch in die Mundhöhle geführt. Mit zwei Pinzetten knotet man nun die beide im Munde hängenden Fadenenden nach Straffziehen und schneidet sie ungefähr 1 cm hinter dem Knoten ab. Selbstverständlich muß die ganze Operation aseptisch vorbereitet werden. Dem Patienten wird nun aufgegeben, dauernd kräftig an den Fadenenden, die in der Mundhöhle hängen, zu saugen. Der Schmiß mit der Fistelöffnung wird außen durch direktes Aufkleben von Heftpflaster zusammengezogen und geschlossen. – Nach wenigen Stunden wird der Patient mit Freude feststellen, daß die lästige Flüssigkeitsabsonderung aufgehört hat. Das Parotissekret wird durch die dicken Seidenfäden nach innen gesaugt. In einigen Tagen ist die Fistelöffnung außen geschlossen. Man soll jedoch den Faden, der nicht weiter stört, 3 Wochen ruhig liegen lassen. In dieser Zeit wächst von der Mundhöhle her Epithel um ihn herum. Nach einfachem Durchtrennen des Knotens kann man dann den Faden mit einer Pinzette aus dem Munde herausziehen.

Verletzung des Drüsenkörpers der Parotis. Ist die Ursache der Fistel aber eine Verletzung des Drüsenkörpers selbst, der dicht vor dem äußeren Gehörgang liegt, dann ist natürlich die Seidenfadendrainage ganz unangebracht. In diesem Falle muß der Patient in der Klinik oder bei einem Spezialarzt einige Röntgenbestrahlungen der Parotis erhalten, wodurch die Drüse inaktiviert wird und ihre Sekretion für einige Zeit einstellt. Inzwischen heilt der Schmiß außen zu, und das allmählich wieder abgesonderte Sekret kann seinen natürlichen Weg nehmen. Durch die einfache Seidenfadendrainage bei Drüsengangverletzungen, und durch Röntgenbestrahlung bei Verletzungen der Drüse selbst kann man heute die sehr unangenehme, sonst kaum zu beeinflussende Parotisfistel rasch heilen. Die Seidenfadendrainage erspart dabei bei durchschlagenem Gang die immerhin teure und manchmal nicht ungefährliche Bestrahlung.

Fazialislähmung. Eine andere sehr unangenehme Folge der Klappenhiebe kann darin bestehen, daß ein wichtiger Nerv für die Bewegungen der Gesichtsmuskeln mit getroffen wird, der über die Ohrspeicheldrüse hinweg in vielen Ästen zum Gesicht läuft (Abb. 1). Man merkt das an der Bewegungsunfähigkeit des Mundwinkels der verletzten Seite, dessen Muskeln bei Verletzung des Nerven gelähmt sind. Glücklicherweise kommt dieser Fall nur sehr selten vor und ist dann auch fast immer heilbar. Stets muß man aber den Patienten mit Verdacht einer Fazialisschädigung in Behandlung möglichst eines Nervenspezialisten schicken, der durch verschiedene Maßnahmen die Wiederherstellung der nervösen Funktion günstig beeinflussen kann. Trotzdem vergehen oft Monate bis zur vollständigen Heilung.

O h r v e r l e t z u n g e n. Mitverletzt bei ausgedehnten Klappenschmissen ist sehr oft das Ohr. – Abgesehen von dem Fett-Hautgebilde des Ohrläppchens besteht die Ohrmuschel aus elastischem, hautüberzogenem Knorpel, der in den meisten Fällen mit durchtrennt wird. Ist ein Stück der Ohrmuschel ganz abgeschlagen, so trägt man den vorstehenden Knorpel mit der Schere ab und vereinigt die Haut durch feine Seidennähte. Plastische Operationen kommen hier für den Paukarzt nicht in Frage. Hängt das abgeschlagene Stück an einer noch so winzigen Hautbrücke, dann muß auf jeder Fall sein Anheilen versucht werden. Man hat damit meist die überraschendsten Erfolge, die das Ansehen des Paukarztes außerordentlich heben. Oft ist die Ohrmuschel auch nur durch einen Hieb quer getrennt, – für alle Fälle von Ohrverletzungen gilt jedenfalls die Hauptregel: m a n d a r f a m O h r n i e K n o r p e l n ä h e n! Diese so beliebte Methode ist eine gänzlich unnötige Quälerei des Patienten, denn Knorpelnähte tun ganz besonders weh. Sie sind vollkommen überflüssig, denn durch einfache, anatomisch richtig sitzende Hautknopfnähte auf beiden Seiten der Ohrmuschel kann man jedem noch so zerhauenen Ohr seine alte Gestalt wieder geben. Dabei kommen die Knorpelstücke von selbst wieder in die richtige Lage und heilen so wieder zusammen. Man muß aber vor jedem Nadelstich genau überlegen, wie die Wundränder zusammen kommen, und wenn nicht ganz genaues, anatomisch richtiges Aneinanderlegen entsteht, darf man sich nicht scheuen, den Faden wieder aufzuschneiden.

Schlecht geflickte Ohrmuscheln entstellen manchmal ihren Träger ganz erheblich und erinnern ein Leben lang an einen unfähigen Paukarzt.

Schmisse an Nase und Lippen. und aseptische Erfolg. Dasselbe gilt von Verletzungen der Nase und der Lippen. Ist ein Stück der Nase abgeschlagen, was ja glücklicherweise selten vorkommt, so muß der Patient steril verbunden und möglichst mit Auto in Klinikbehandlung geschickt werden. Knorpelverletzungen der Nase und Lappenbildungen sind genau wie beim Ohr zu versorgen, – auch hier darf Knorpel nicht genäht werden, sondern wird durch anatomisch richtige, enge Weichteilnaht vereinigt. Manchmal ist der Nasensteg oder ein Nasenflügel durch mehrere Hiebe ganz zerfetzt, dann kann man versuchen, mit e i n e r Nadel gleich mehrere Schmisse mit den dazwischenliegenden Hautbrücken zu vereinigen. Besonders wichtig ist aber in allen Fällen von Gesichtsverletzungen genauester, anatomisch richtiger Sitz jeder Naht und sehr enges Nähen. Am Mundwinkel, den viele kleine mimische Muskeln bewegen, wirkt schlechtes Flicken sehr stark entstellend – und überwachsene Schmisse an den Lippen und am Kinn sind außerordentlich unangenehm beim Rasieren und bewirken später noch manchen Fluch auf den Paukarzt. Natürlich ist richtiges Nadellegen und gutes Adaptieren der Wundränder eine reine Übungssache, der Paukarzt soll sich deshalb nicht scheuen, schlecht sitzende Fäden wieder zu entfernen, denn ausschlaggebend für die Beurteilung seines Könnens ist nicht das rasche Flicken, sondern der anatomische und aseptische Erfolg.

6. Der Verband

Der ganze Erfolg aseptisch und anatomisch einwandfreier Arbeit kann vereitelt werden, wenn der Paukarzt nicht das krönende Werk seiner Tätigkeit, den Verband, selbst überwacht. Der geflickte Schmiß wird von einer Hilfsperson gejodet und vom Paukarzt mit einem sterilen Tupfer bedeckt. Die so oft angewendete weiße Watte ist ebenso teuer wie überflüssig;. man ersetzt sie viel einfacher durch den billigeren und handlicheren Zellstoff, den man am besten, wie vorn beim Packen der Verbandstofftrommel erwähnt, mit den Tupfern zusammen als 5 x 10 cm. große Vierecke vorbereitet und sterilisiert. Von diesen Zellstoffvierecken legt man eines oder mehrere, auf den Tupfer, und nun kann eine Hilfsperson die schwärze Kompresse darüber binden. Bei Verletzungen der Stirn- und Schläfengegend empfiehlt sich sehr die schwarze Stirnbinde, die man fest anschnallen kann, um Nachblutungen zu vermeiden. Dabei ist zu bedenken, daß eine straff um die Stirn sitzende Binde die Blutzirkulation der Kopfschwarte staut und deshalb bei Schmissen auf dem Schädel erst recht Nachblutungen verursachen kann. Bei Lappen und Knochensplittern legt man zur vollkommenen Ruhigstellung einen sogenannten Wickelkopfverband an, der aber ganz kunstgerecht gemacht sein muß, wenn man nicht das Gegenteil seiner beabsichtigten Wirkung erreichen will. Auf alle Schmisse kommt ein steriler Tupfer, darüber ein Zellstoffviereck. Jetzt wird der ganze Schädel mit einer gewöhnlichen Mullbinde eingewickelt, und zwar beginnt man mit zirkulären Touren um Stirn und Hinterkopf ü b e r den Ohren. Dann hält man mit einer Hand die Binde an der Stirn fest, knickt sie rechtwinklig ab und führt sie von der Stirn zum Hinterhaupt, läßt sie hier festhalten und führt sie zurück zur Stirn. Diese mehrfach wiederholten, straff angezogenen Bindenbogen werden durch mehrere wieder zirkuläre Touren fixiert, dann werden ebensolche senkrecht an der Schläfe abgeknickte Lagen quer über den Schädel Richtung Ohr zu Ohr geführt und ebenfalls durch zirkuläre Stirn- Hinterkopftouren befestigt. So entsteht eine straff sitzende Mullkappe, die den ganzen Schädel gleichmäßig abdeckt und komprimiert. Diese Mullkappe ist das Wichtigste am Wickelkopf, nicht, wie oft angenommen wird, die Stärkebinde, die man lediglich zum endgültigen Versteifen des Verbandes in der gleichen Weise naß darüber wickelt. Eine Stärkebinde genügt meist vollkommen, um die Mullkappe überall zu bedecken, nach dem Trocknen ist dann der Verband hart und unverschieblich. Nur Stärkebindentouren um die Stirn zu legen, worunter manche einen Wickelkopf verstehen, ist sinnlos und staut die Blutversorgung der Kopfschwarte, während diese vom richtig angelegten Verband gleichmäßig komprimiert wird.

Ein gut sitzender Kopfwickelverband ist eine große Kunst; der Paukarzt, der sie nach einiger Übung gut beherrscht, hat deshalb einen bleibenden Vorteil für seinen künftigen Beruf. Es ist angebracht, Kopfverbände von den anzulernenden Assistenten öfters vor der Mensur üben zu lassen, man spart dann viel Zeit und Mißerfolge. Nach dem Trocknen muß man den Verband noch einmal nachsehen, ob nicht die Stirn- Hinterkopftouren zu straff geworden sind und in die Haut einschneiden; in diesem

Falle schafft man durch einen senkrecht in der Schläfengegend nach oben geführten Scherenschlag Lockerung.

Für Verletzungen im Gesicht, besonders an Kinn und Nase, wo eine Kompresse schlecht hält, klebt mein am besten den bedeckenden sterilen Tupfer mit zwei Heftpflasterstreifen fest und legt dann erst die Kompresse, auf die der Paukant aus dekorativen Gründen ungern verzichtet, darüber. Der Patient kann dann zu Hause und besonders nachts die störend verrutschende Kompresse mit ärztlicher Erlaubnis ablegen. Streng ist darauf zu achten, daß weder der Paukant noch ein anderer etwas am Verband ändert. Vielmehr muß jede Klage über schlechten Sitz des Verbandes, Durchbluten usw. vom Paukarzt selbst beurteilt und behoben werden, denn nur so kann er nachträgliche Infektionen vermeiden, die sonst auf sein Konto kommen.

Brauchbar ist auch die Methode, das fertig erhältliche Mastisol, einen sterilen Harzklebstoff, direkt auf den geflickten Schmiß zu pinseln und den Tupfer so festzukleben. Auf jeden Fall muß man einen leichten Schutzverband auch im Sommer anlegen, denn durch unbeabsichtigte Berührung kann noch Stunden später ein gut versorgter Schmiß infiziert werden.

7. Klinikabfuhren.

Es ist schon betont worden, daß der Paukarzt nach Möglichkeit die Überführung seines Patienten in die Klinik vermeiden soll, einmal, weil der Laie darin immer einen Beweis für die Lebensgefahr der Mensur sieht, besonders aber, weil jede Klinikbehandlung die große Infektionsgefahr des Transportes und oft erhebliche Kosten mit sich bringt. Wer nach den hier gegebenen Vorschriften handelt und einige Übung besitzt, wird in den allermeisten Fällen selbst einwandfrei seine Patienten versorgen können; trotzdem gibt es aber seltene Verletzungen, die unbedingt sofort oder später in klinische Behandlung gehören. Daß Lappen meist keine Klinikabfuhr sind, wurde oben auseinandergesetzt. Auch große Klappenschmisse muß ein brauchbarer Paukarzt selbständig versorgen können. Dagegen gehören Substanzverluste der Nase sofort in die Klinik; wie schon gesagt, beschränkt sich die mensurärztliche Tätigkeit hier auf den sterilen Notverband. Heraus- oder lockergeschlagene Zähne und Verdacht auf Unterkieferbruch sind Sache des Facharztes, der den Patienten gleich nach der Wundversorgung zur Untersuchung bekommen soll.

Knochensplitter gehören beim Auftreten der erwähnten Komplikationen sofort in Behandlung eines approbierten Arztes. Alle diese Vorkommnisse sind aber glücklicherweise große Seltenheiten; die üblichen Verletzungen der Schlägermensur dagegen sind so harmlos, daß sie jeder tüchtige Mediziner nach Anleitung in durchaus einwandfreier Weise versorgen kann.

8. Besonderheiten bei Säbelmensuren.

a) Brusthiebe.

Anders ist das mit den Möglichkeiten, vor die der Paukarzt der Säbelmensur gestellt wird. Im eigensten Interesse sollte jeder schlagende Verband grundsätzlich dafür sorgen, daß bei jeder Säbelmensur mindestens ein approbierter Arzt zur Stelle ist. Für schweren Säbel kommt ein Medizinstudierender, mag er noch so viel

Schlägerpartien geflickt haben, als Paukarzt überhaupt nicht in Betracht. Die Verantwortung kann hier so ungeheuer groß sein, daß man unbedingt einen chirurgisch vorgebildeten Arzt bestellen muß, der mit seinem Können und seinen Instrumenten jeder Verletzung gewachsen ist. Dem Mediziner, der ausnahmsweise Paukarzt bei leichtem Säbel sein muß, sollen aber doch einige Verhaltungsmaßregeln gegeben werden.

Die Säbelverletzungen des Kopfes unterscheiden sich von denen der Schlägerpartie nur insofern, als sie häufiger und schwerer sind. Eigentümlich für Säbelmensuren sind dagegen Brust- und Armhiebe. Die große Wunde eines Bruststreichers zum Beispiel (selbstverständlich genügt sie zur Abfuhr) wird grundsätzlich genau so versorgt wie ein Klappenschmiß: Abklemmen der blutenden Gefäße, Unterbindung, schichtweise Muskelnaht in Abständen von 1½ - 2 mm mit Catgut und großer Nadel, sorgfältige Hautnaht. Verletzungen von Rippen sind selten und brauchen keine besondere Behandlung.

b) Armhiebe

Schwieriger ist die Versorgung der Armhiebe. Der gespannte Muskel, der durch einen Hieb mehr oder weniger getrennt wird, schnellt nach beiden Seiten zurück und läßt die Wunde weit klaffen, was übertrieben gefährlich aussieht. Oft merkt der Paukant kaum die Verletzung; wenn darin nicht ein größeres Gefäß spritzt, kann man ihn ruhig weiterfechten lassen. Ist er jedoch in der Führung des Säbels behindert, dann muß sofort abgeführt werden. Vor dem Flicken ist bei jedem Armhieb die ner-

Säbelmensuren

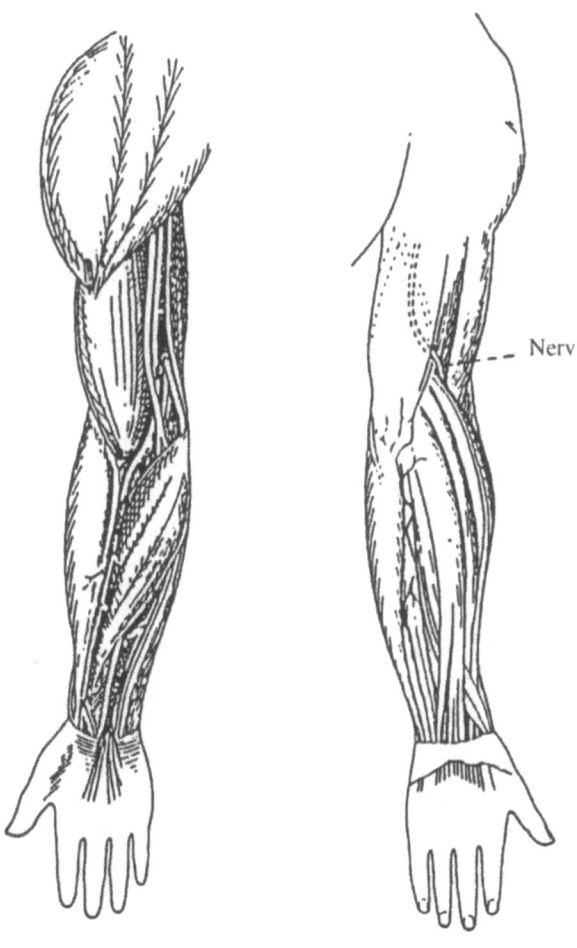

a.   b.
Abb. 6 Schema der Armanatomie. a. Beugesehne b. Strecksehne
Nerven: weiß   Arterien: rot

vöse Funktion der Hand zu prüfen: wenn Faustschluß, Fingerstrecken und Fingerspreizen zwar behindert, aber ausführbar sind, dann ist mit Sicherheit keiner der drei wichtigsten Nerven des Vorderarmes verletzt, es wird sich also im wesentlichen um Muskel- und Sehnenwunden handeln. Fällt eine dieser wichtigen Funktionen ganz aus, so muß sofortige Kliniküberführung zur Nervennaht angeordnet werden. Die Muskelverletzungen des Armes werden schichtweise, jedesmal gleichzeitig mit der bedeckenden Fascie, genäht, nach Unterbindung der spritzenden Gefäße. Sehr empfehlenswert ist die Mitnahme eines anatomischen Atlasses – was natürlich vorheriges Orientieren nicht ausschließt –, den man aufgeschlagen neben sich legt; man wird dann keinen der verletzten, oft weit zurückgeschnellten Muskel übersehen und viel sicherer flicken können.

9. Ungewöhnliche Zufälle.

a) Das Abbauen.

Die Erziehung zur Energie gegen sich selbst wird durch unsern Mensurbetrieb, auch durch das Flicken, erheblich gefördert; trotzdem soll der Paukarzt nicht nur den Schmiß, sondern den ganzen Patienten sehen. Da eine Untersuchung auf Fechttüchtigkeit nur selten vor dem Aktivwerden vorgenommen wird. kommt in unserer sportliebenden Zeit sicher mancher mit einem Herzen zum Fechten, das durch Sportübertreibung in den Entwicklungsjahren leicht geschädigt ist. Es erfordert Menschenkenntnis, Übung und Takt, um das oben erwähnte Abbauen während der Mensur richtig zu beurteilen.

Schweißausbruch, häufiges Gähnen, Blässe, die an Nasenspitze und Ohrläppchen beginnt, Schwindel und kleiner, unregelmäßiger Puls bezeichnen sicher eine Störung der Herztätigkeit; wer daran öfters leidet, muß unbedingt zur ärztlichen Untersuchung geschickt werden. Beim Flicken wird oft vom Patienten aber Schlechtwerden geklagt, man mache dann eine kurze Pause, lasse ein großes Glas Kognak geben und mehrmals den Patienten tief Luft holen, meist geht dann der Schwächeanfall vorüber. Oft ist aber der Patient durch Blutverlust so geschwächt, daß die eben erwähnten Zeichen einer Herzstörung, verbunden mit ohnmachtsartigem Zusammensinken auftreten, wobei der Puls klein und unregelmäßig wird. Am besten läßt man dann einen Tisch heranrücken, den Patienten darauf flach auf den Rücken legen, den Kopf zum Licht, und flickt weiter, ohne sich aus der Ruhe bringen zu lassen. Irgend ein Mediziner kontrolliert dabei den Puls. Bleibt dieser klein, kaum zu fühlen und unregelmäßig trotz Kognak, so wird dem Patienten eine Spritze Kampfer verabreicht. Der Assistent läßt die Brust des Paukanten frei machen und eine etwa 5 cm große Stelle einjoden. Dann setzt er seine sterile Spritze zusammen, saugt sie aus dem Kampferglas voll, das ihm jemand geöffnet hinhält, und sticht die Nadel rasch und kräftig durch die gejodete Haut schräg in die Brustmuskulatur. Nach dem Einspritzen des Kampferpräparates zieht er schnell die Nadel wieder heraus und drückt einen sterilen Tupfer über die Einstichstelle, der mit Heftpflaster befestigt wird. Diese Maßnahme wird zu den allergrößten Seltenheiten gehören und nur bei anerkannt Herzkranken nötig sein, denn ein Glas Kognak und die horizontale

Lage genügen fast immer zur Wiederherstellung. Die Hauptsache bei solchen Zufällen ist absolute Ruhe des Paukarztes und rasches Weiterarbeiten. Nach dem Flicken läßt man eine Tasse starken heißen Kaffee trinken und irgendwo eine Stunde langgestreckt ausruhen, dann ist fast immer alles wieder in Ordnung.

b) Bluter.

Eine andere Sorge macht dem Paukarzt oft der sogenannte Bluter. Mancher Paukant steht während seiner ganzen aktiven Zeit in dem Rufe, „Bluter" zu sein, weil er angeblich besonders starke und schwer zu stillende Blutungen bei kleinsten Schmissen bekommt. Oft wird er dann aus Angst um sein Leben durch seine Pflichtpartien geschleppt, bei kleinsten Verletzungen schon abgeführt, und seine fechterische Leistung steht in keinem Verhältnis zur Pflichtleistung der anderen. In den allermeisten Fällen ist diese plötzlich entdeckte Bluteigentümlichkeit eine ebenso falsche wie in ihren Folgen ungerechte Diagnose. Die Bluterkrankheit, die sogenannte Hämophilie, besteht allerdings als erbliche Eigentümlichkeit, ist aber sehr selten. In den chirurgischen Kliniken kommt ein wirklicher Bluter trotz des sehr großen operativen Materials höchst selten vor, und dann weiß er es fast immer selbst und macht darauf aufmerksam. Wenn dagegen ein Paukant nach der ersten Partie zum „Bluter" gestempelt wird, so ist das in der Regel eine Folge anderer Ursachen als der Hämophilie. In den allermeisten Fällen dürfte die Überfüllung des Kreislaufs durch reichlich genossene Flüssigkeiten die Ursache starken Blutens sein; es mag auch vorkommen, daß ein sehr selbstbewußter Paukarzt die schlechte Blutstillung für mangelhafte Blutgerinnung hält.

Der wirkliche Bluter (der seine ererbte Farnilieneigentümlichkeit wohl immer kennt) darf auf keinen Fall fechten, auch versuchsweise nicht. Der junge Fuchs dagegen, der von solchen Dingen nie etwas gehört hat, aber auf seiner ersten Partie ungewöhnlich stark blutet, muß zwar besonders sorgfältig geflickt werden, es wäre aber ungerecht gegen die anderen, ihm als „Bluter" besondere Mensurvorteile zu verschaffen. Natürlich gibt es individuelle Unterschiede der Blutungsstärken, die einmal von der ganzen Konstitution, dann aber auch von Zufälligkeiten der Lebensführung abhängen, ohne irgendwie krankhaft zu sein. Es ist auch kaum denkbar, daß ein junger Mann Universitätsalter bekommt, ohne je etwas von seiner Bluteigenart gemerkt zu haben.

Bei starkem Bluten lasse man also die pseudowissenschaftlichen Erwägungen beiseite, mache, besonders sorgfältige Blutstillung und beobachte den Patienten mehrere Stunden lang. Wenn trotz genauen Versorgens immer wieder Blut nachsickert, dann könnte man vielleicht darin denken, daß der Paukant aus hämophiler Familie stammt und das aus falschem Ehrgeiz verschweigt, oder daß diese Bluteigentümlichkeit nach generationslanger Latenz wieder auftritt, jedenfalls ist dann Klinikbehandlung nötig. Zu der Annahme, daß ein echter Bluter erst durch seine erste Mensur erkannt wird, gehört also reichlich viel Phantasie, und deshalb ist gute Blutstillung dieser Diagnose bedeutend vorzuziehen.

Das Flicken

c) Psychische Beeinflussung.

Es ist schon mehrfach betont worden, daß der Paukarzt nicht nur Wunden, sondern einen Patienten behandeln soll. Dazu gehört aber nicht nur einwandfreie Wundversorgung, sondern auch ein psychisches Einfühlen und Miterleben mit dem Patienten. Vor besonders verantwortungsvolle Aufgaben wird der Paukarzt gestellt, wenn die Mensur eine schwere seelische Erschütterung des Paukanten bedeutet. Jedes Antreten zum „ritterlichen Kampfspiel" ist für den Paukanten ein Erlebnis, bei dem sich Hoffnung und Angst die Waage halten. Bedenken vor der Mensur möglichst zu zerstreuen, ist Pflicht jedes Älteren. Ficht aber der Paukant vorbei, so ist neben dem Leibburschen es im wesentlichen Sache des Paukarztes, taktvoll helfend einzugreifen. Ihm kommt der Paukant mit dem frischesten Eindruck seines Mißgeschicks unter die Hände; mit verständnisvollem Trost, den die Überlegenheit seiner Stellung stärkt, kann er viel bewirken. Besonders leicht wird das dem Paukarzt ja werden, wenn er nur Mitglieder der eigenen Verbindung zu versorgen hat, aber auch als, Verbandsfremder kann er durch psychische Beeinflussung viel Unheil verhüten. Die geistige Erschütterung einer ungenügenden Partie kann bei psychisch Labilen sehr erheblich sein und im ersten Stadium sehr ernste Folgen haben, besonders wenn erschwerende Umstände, Verlust des Bandes, Familienrücksichten usw. vorliegen. Man lasse solche Patienten bis zum nächsten Tage nie ohne Aufsicht, sorge für Begleitung durch Leibbursch oder nächste Freunde, vielleicht kann man unter dem Vorwande der Schmißversorgung selbst nachsehen und zureden. Den richtigen Ton zu finden wird dabei immer eine Frage des Taktes und der persönlichen Einstellungsmöglichkeiten sein.

V. Die Nachbehandlung

1. Alkoholkonsum.

Nach einem anstrengenden Pauktag hat zwar der Paukarzt das Recht, im schönen Bewußtsein erfüllter Pflicht zur Kneipe zu gehen und dort die Ovationen seiner dankbaren Patienten entgegenzunehmen, er darf aber nicht vergessen, daß er bis zur vollständigen Heilung für die Paukanten mit verantwortlich bleibt. Es wäre sicherlich übertrieben, alle Paukanten von der Kneipe auszuschließen, bei einigen Mensurverletzungen ist es aber unbedingt erforderlich. Dazu gehören alle größeren Lappen der Kopfschwarte, jeder erhebliche Gesichtsschmiß, bei Säbelmensuren alle größeren Brust- und Armhiebe, und in jeden Falle sämtliche Knochensplitter. Einmal schadet die Kreislaufüberfüllung mit großen Flüssigkeitsmengen, die das Nachbluten begünstigt, besonders gefährlich sind aber die unbeabsichtigten und später ganz vergessenen Erlebnisse des Nachhauseweges, denen mancher verbutterte Schmiß zuzuschreiben ist. In allen diesen Fällen größerer Verletzungen muß der Paukarzt deshalb den Besuch der Kneipe überhaupt verbieten; denn erfahrungsgemäß entwickelt sich im Laufe des Abends eine nicht unerhebliche Euphorie aller Beteiligten, die eine zuerst bewilligte kleine Schoppenzahl bald gebefreudig hinaufsetzt.

Den größeren Verletzungen ist bis nach dem Abflicken – Knochensplittern mindestens 8 Tage lang – jeder Alkoholgenuß zu untersagen.

Die Nachbehandlung

2. Fechtboden.

Der Besuch des Fechtbodens ist aus erzieherischen Gründen wichtig – vielleicht kann man einmaliges Ausfallen des Frühfechtbodens gestatten, wenn wochentags gefochten wurde –, es darf aber auf keinen Fall das Kontrafechten wieder aufgenommen werden ohne vorherige paukärztliche Genehmigung. Diese darf erst erteilt werden, wenn der abgeflickte Schmiß 2-3 Tage vollkommen reizlos geblieben ist. Es hat keinen Zweck, der möglichst bald fälligen nächsten Partie wegen das Kontrafechten bei frischen Schmissen zu übereilen; entsteht dadurch ein Hämatom, das sich meistens infiziert, dann wird das Wiederantreten wochenlang hinausgeschoben. Oft kommt ein Mensurverletzter, der zu zeitig wieder Kontra gefochten hat, mit stark blutendem Schmiß vom Paukboden; man legt dann einen Jodoformgazestreifen in die aufgeplatzte Wunde und legt einen komprimierenden Verband an, denn erneutes Nähen hat keinen Zweck, weil solche Schmisse immer als infiziert angesehen werden müssen.

3. Der „verbutterte" Schmiß.

Ein bis zwei Tage nach der Mensur erscheint manchmal ein Paukant mit geschwollenem Gesicht, besonders geschwollenen Lidern und klagt über Kopfschmerzen und schlaflose Nacht. Trägt er einen Stärkebindenverband, so ist zuerst nachzusehen, ob dieser vielleicht zu eng ist. Verschwindet die Gesichtsschwellung nach Einschneiden der zu straffen untersten Bindentouren, dann war sie nur eine harmlose Stauung. Bleibt sie aber in der nächsten Stunde trotzdem bestehen oder trägt der Verletzte gar keinen Stärkeverband, dann ist diese Schwellung gewöhnlich ein Zeichen der Wundinfektion, es muß in diesem Falle sofort der Verband entfernt werden. Man sieht dann oft eine druckempfindliche Vorwölbung an einer Schmißstelle. Man entfernt hier die Fäden, reißt mit der geschlossenen Schere die oberflächlich verklebte Haut auf und dann entleert sich meist aus einer Abszeßhöhle gelber Eiter. Die Haut über dieser Höhle ist rücksichtslos und breit zu öffnen. Wenn an den anderen Schmissen nichts zu sehen ist, jodet man sie nur ein und läßt sie in Ruhe; meistens aber sind alle Schmisse infiziert. In die Abszeßhöhle steckt man nicht zu fest ein Stück Jodoformgaze, darüber kommt steriler Mull und Zellstoff. Hat die Wundflüssigkeit, die manchmal auch klar-blutig aussieht, Abfluß, so geht die Schwellung des Gesichts rasch zurück und die Schmerzen werden besser. Die Heilung dauert bei solchen infizierten Fällen wochenlang; man wechselt am besten alle 2-3 Tage den Verband, bis die Wundfläche des neuen, allmählich wachsenden Gewebes deutlich zu erkennen ist. Jetzt empfiehlt sich ein Tupfer mit Desitinsalbe, einem neueren, ausgezeichneten Wundpräparat, das in jeder Apotheke zu bekommen ist. Eine kleine Packung dieser Salbe, die Reinigung und Überhäuten von Wunden sehr beschleunigt, reicht für mehrere Semester, denn der verbutterte Schmiß wird bei einem aseptisch arbeitenden Paukarzt zu den Seltenheiten gehören.

4. Das Abflicken.

Nicht immer wird die Infektion durch Schwellung des Gesichts angekündigt, vielmehr macht man diese unangenehme Entdeckung oft erst beim regelrechten Abflicken.

Meistens werden die Fäden schon am 3. Tage wieder entfernt, das ist aber viel zu zeitig und begünstigt Aufplatzen und sekundäre Infektion. Bei Gesichtsschmissen entferne man die Nadeln am 4. Tage, bei Kopfschwartenverletzungen am 5. oder 6., dann ist die primäre Verklebung so fest, daß kaum noch Gefahren bestehen. Wenn mehrere Paukanten abzuflicken sind, kocht man in einem sauberen Topf einige Pinzetten und Scheren aus, Händedesinfektion ist nicht nötig. Der Paukant wird mit abgelegtem Kragen in Fensternähe gesetzt, man entfernt den Verband und soll darunter einen strichförmigen, reizlosen, vollkommenen trockenen Schmiß finden. Man jodet diesen ein, faßt einen der abgeschnittenen Fäden mit der Pinzette, hebt leicht an, daß ein weißes Fadenstück zwischen Knoten und Haut erscheint und trennt hier den Faden mit der Schere durch. Durch leichten Zug am gefaßten Fadenende entfernt man die ganze Naht, die durch einen Schlag der Schere auf die offene Pinzette in den Papierkorb befördert wird. Die nach Abnehmen des Verbandes infektionsverdächtigen Patienten sind als letzte daranzunehmen; bestätigt sich der Verdacht, so werden sie behandelt wie oben angegeben. Ist ein primär verheilter Paukant vollkommen. abgeflickt, so wird die Narbe erneut eingejodet; ein Verband ist nur nötig, wenn irgendeine schlecht adaptierte Stelle noch etwas feucht ist. Für den Nächsten genügt es, wenn man die benutzten Instrumente mit der vorderen Hälfte in Brennspiritus steckt, sie dann waagerecht hält und abbrennen läßt. Das wiederholt man 3-4 mal und kann dann genügende Keimfreiheit annehmen. Instrumente, die bei eitrigen Sachen benutzt wurden, sind selbstverständlich vor neuem Gebrauch regelrecht auszukochen.

5. Schmißpräparieren

Nach dem Abflicken ist es eine besonders bei Füchsen sehr beliebte Methode, durch „Präparieren" des frisch verheilten Schmisses die Narbe möglichst breit und sichtbar zu machen. Mit Recht steht auf dieses ebenso eitle wie leichtsinnige Benehmen wohl überall eine strenge Strafe, Es ist Pflicht des Paukarztes, hier ganz besonders streng durchzugreifen und durch Belehrung einerseits, unnachsichtliche Bestrafung andererseits die Gefahren dieser Methode zu vermeiden. Jeder, der in dieser Weise an seinem Schmiß präpariert – die abenteuerlichsten Mittel wie Senf, Essig, verdünnte Säuren werden manchmal angewandt –, läuft Gefahr, statt der ersehnten Narbe eine schwere lebensgefährliche und unter Umständen entstellende Infektion zu bekommen. In der wissenschaftlichen Literatur sind Fälle beschrieben, wo durch Kratzen am frischen Schmiß während der Laboratoriumsarbeit eine tödlich verlaufende Tuberkulose eingeimpft wurde (LINIGER). Wer einmal eine schwere Wundrose nach „Schmißpräparieren" gesehen hat, wobei der Patient lange Zeit in Lebensgefahr war, der läßt die Finger von seinen frischen Narben und ficht lieber noch eine Partie mehr, wenn ihm der ersehnte Durchzieher wirklich Inhalt und Zweck des Aktivseins bedeutet.

6. Das Verschreiben von Ledern.

Die letzte Aufgabe des Paukarztes am geheilten Patienten ist das Verschreiben der Leder. Es herrschen hier oft örtlich verschiedene Gebräuche; im allgemeinen gehört ein Leder auf jeden größeren Knochensplitter und auf Lappen der Kopfschwarte. Im Gesicht wird man ein Klappenleder verschreiben, wenn die Wange oder Lippe bis zur Schleimhaut einschließlich durchtrennt ist. Bei Ohrverletzungen, die bereits verstümmelnd wirkten, ist ein Ohrleder angebracht; bei Schmissen der Nase, die den Nasengang eröffneten oder den Steg oder einen Nasenflügel ganz durchtrennten, kann man mit Recht ein Nasenblech für nötig halten. Alte Kopfverletzungen vor dem Aktivwerden läßt man am besten von einem Facharzt begutachten, sie werden mit dem Zeitabstand vom Kriege immer seltener werden. Häufiger dagegen sind Mittelohroperationen in der Kindheit; hier muß unbedingt ein Ohrschutz angeordnet werden. Auf „frische Schmisse" kann man ein Leder verlangen, wenn innerhalb der ersten 14 Tage nach primärer Heilung gefochten wird. Sekundär verheilte sollten mindestens in den ersten 4 Wochen nach vollkommener Vernarbung „Leder auf frischem Schmiß" tragen, hier ist erneute Infektionsgefahr noch lange Zeit gegeben. Auch auf narbig vollkommen veränderte Schädelgegenden alter Fechter kann man ein Leder legen, das schlecht durchblutete, narbige Gewebe zeigt schlechte Heilungstendenz und erhöhte Infektionsbereitschaft. Im allgemeinen sollte man aber mit Ledern recht sparsam sein, vor allem dürfen sie nur vom Paukarzt aus medizinischen Gründen verordnet werden.

Je weniger Leder, um so besser für den Paukanten, denn die dreckigen Lederstücke und Gummibänder, die über die Schmisse rutschen, gefährden die Asepsis und damit den Paukanten viel mehr als ein zweiter Schmiß an schon getroffener Stelle.

Schluß

Wenn diese Ausführungen dazu beitragen sollten, in das reichlich primitive Paukarztwesen etwas erprobtes System zu bringen, so wäre damit allen Beteiligten geholfen. Der Paukant geht beruhigt in das ritterliche Kampfspiel, denn er bekommt eine gute ärztliche Versorgung, der Bund weiß, daß er seiner großen Verantwortung für die Gesundheit seiner Mitglieder gerecht wird, und aus dem Paukarzt wird ein Hausarzt seines Bundes werden Der junge Mediziner aber, der als Paukarzt zum ersten Male selbständige und erfolgreiche ärztliche Tätigkeit ausübt, lernt bald schon die Sorgen und Freuden seines schönen Berufes kennen, lernt Verantwortung und die Kraft heißen Helfenwollens, und er erkennt den Wert der Chirurgie, deren Verhältnis zwischen Können und Erfolg so einfach und deshalb so befriedigend ist. Zugleich aber hat er das stolze Gefühl, den geliebten Farben einen wichtigen, Dienst leisten zu können. Diesen Dienst so hochwertig wie möglich zu machen, ist der Zweck dieser Ausführungen, denn über. dem deutschen Mensurboden, dem ritterlichen Kampfplatz unserer sportgestählten akademischen Jugend, strahlt neu der alte Spruch:

„Pro patria est, dum ludere videmur."

Zusammenstellung der Paukarztausrüstung

Einrichtung des Flickzimmmers:
2 Stühle, 1 großer Tisch, 2 Waschbecken, 2 Wasserkrüge.

Der Instrumentenkorb:

1 Instrumentenkocher mit Aufsatz zum Sterilisieren von Verbandstoffen.

1 Leinwandtasche, zusammenlegbar, mit Gummibandhaltern für folgende Instrumente:

2 Nadelhalter.
   3 chirurgische Pinzetten (mit Greifhaken).
   2 anatomische Pinzetten (nur mit Riffelung).
   2 gebogene (Cooper-)Scheren.
   1 gerade Schere.
   2 vierzinkige scharfe Wundhaken.
4 Arterienklemmen.

1 Glasgefäß mit Deckel (Zahnbürstenglas), in dem das Skalpell in Alkohol aufgehoben wird.

1 Glasgefäß mit Deckel (evtl. Weckglas) zur Aufbewahrung des Nahtmaterials: 2 Sorten Seide und Catgut, Sterilpackung Braun-Melsungen, werden mit abgenommenem Metalldeckel in Alkohol gebrauchsfertig aufgehoben.

Verbandstofftrommel, fertig gepackt zum Sterilisierenlassen in der Klinik: Mulltupfer, Zellstoffplatten, obenauf ein Leinentuch als Instrumentenunterlage.

2 Nagelbürsten.

1 Nagelreiniger.

1 Abziehstein für das Skalpell.

1 durchlöcherte Nickelschachtel, enthaltend 3 Sorten Nadeln (stark, mittel, fein) und mehrere mit Draht durchzogene mittelstarke Kanülen für die Rekord-Spritze von 2 ccm.

Zusammenstellung der Paukarztausrüstung

Aus der Apotheke sind zu beziehen

Alkohol 70%, zum Nachfüllen des Scalpell- und des Seide-Gefäßes, 200 g

Seifenspiritus, 2 Flaschen mit je 1000g (Apothekenpackung)

Lysoform, 1 Originalflasche.

Tinctura Jodi, in dunkler Glasflasche mit Glasstöpsel, 100 g

Mastisol, 1 Originalflasche.

Brennspiritus, 2 Flaschen.

Desitinsalbe, kleinste Originalpackung.

1 Originalpackung Hexeton-Ingelheim (Kampferpräparat, wasserlöslich). Gebrauchsanweisung der Ampullen liegt bei.

Verbandstoffe

Mull, zum Anfertigen von Tupfern.

Mullbinden, 10 cm breit.

Jodoformgaze, Apothekenpackung.

Stärkebinden

Kautschuk-Heftpflaster.

Kompressen.

Stirnbinden.

Die Menge der Verbandstoffe ist natürlich von der Partienanzahl abhängig.

Im selben Verlag ist erschienen

Fritz Roubicek: So streng war'n dort die Bräuche

„Zionismus des Dreinschlagens" nannte der Historiker Ze'ev Rosenkranz von der Universität Jerusalem die jüdisch-nationalen Studentenverbindungen in Deutschland und Österreich. Und einer der letzten Angehörigen dieser duellfreudigen Korporationen hat seine Erinnerungen an diese 1938 für immer untergegangene Zeit zu Papier gebracht – eine Zeit, in welcher Zionismus und traditionelles deutsches Farbenstudententum ganz offensichtlich keine Gegensätze waren

> FRITZ ROUBICEK
>
> SO STRENG WAR'N
> DORT DIE BRÄUCHE
>
> ERINNERUNGEN EINES ALTEN
> JÜDISCH-NATIONALEN
> COULEURSTUDENTEN
>
> WJK
> VERLAG

96 Seiten, Abbildungen der Zirkel, Format 13 x 18,5 cm, Paperback,   ISBN 9-933892-32-5   10,20 Euro

Im selben Verlag ist erschienen

Kurt Ulrich Bertrams (Hrsg.): Gaudebamus, Band I

„Gaudebamus" – wir hatten Freude: das ist der rote Faden, der sich durch die Erinnerungen dieser 36 Persönlichkeiten zieht. Schriftsteller, Dichter, Gelehrte, Politiker, Nobelpreisträger, Revolutionäre, Kommunisten, Zionisten, ein amerikanischer Minister und ein deutscher Kaiser – sie alle feierten und sangen, schwangen Gläser und Klingen und waren mit Begeisterung in ihren Studentenverbindungen aktiv.

KURT U. BERTRAMS (Hrsg.)

GAUDEBAMUS

BEKANNTE PERSÖNLICHKEITEN
SCHREIBEN ÜBER IHRE
KORPORATIONEN

WJK
VERLAG

Ob sie nun mit und in ihren Verbindungen die deutsche Einheit voranbringen oder den Zionismus aufbauen wollten oder ob sie „bloß" die Geselligkeit schätzten, ob ihnen „der unmäßige Bierkonsum heftig widerstrebte", wie beispielsweise dem späteren Bundeskanzler Kurt Georg Kiesinger, oder ob sie im Gegenteil regelmäßig „unter die Tische gesunken sind", wie Heinrich Heine schreibt, – auf jeden Fall hatten sie Freude in ihren Korporationen und erinnerten sich noch viele Jahre später daran.

184 Seiten, Format 13 x 18,5 cm, Paperback
ISBN 9-933892-33-3   12,70 Euro

Im selben Verlag ist erschienen

Egon Erwin Kisch: Prager Farben

Als „rasender Reporter" war Kisch in den 20er und 30er Jahren eine internationale Berühmtheit.

Es fällt schwer zu glauben, daß der Kommunist, Rotfrontkämpfer im Spanischen Bürgerkrieg und Bewunderer Stalins in seiner Jugend ein engagierter Couleurstudent war und bereits als Schüler einer Pennälerverbindung angehörte.

Seine Berichte über Studentenverbindungen und Verbindungsstudenten im Prag der Jahrhundertwende zeugen davon.

>   EGON ERWIN KISCH
>
>   **PRAGER FARBEN**
>
>   STUDENTENVERBINDUNGEN UND
>   VERBINDUNGSSTUDENTEN
>   IM ALTEN PRAG
>
>   WJK
>   VERLAG

96 Seiten,   Format 13 x 18,5 cm,   Paperback,
ISBN 9-933892-36-8   10,20 Euro

Im selben Verlag ist erschienen

Kurt Ulrich Bertrams (Hrsg.): Gaudebamus, Band II

Noch mehr prominente Politiker und Wissenschaftler, Dichter und Nobelpreisträger, Semiten und Antisemiten erinnern sich an die schöne Zeit in ihren Studentenverbindungen – darunter auch wieder solche, von denen man überhaupt nicht erwartet hätte, daß sie jemals „aktiv" waren.

Die Vielfalt der begeisterten, zum Teil aber auch durchaus kritischen Selbstzeugnisse überrascht.

> KURT U. BERTRAMS (Hrsg.)
>
> **GAUDEBAMUS**
>
> BEKANNTE PERSÖNLICHKEITEN
> SCHREIBEN ÜBER IHRE
> KORPORATIONEN
>
> Band II
>
> WJK
> VERLAG

192 Seiten, Format 13 x 18,5 cm, Paperback,
ISBN 9-933892-37-6   12,70 Euro

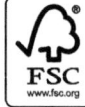

MIX
Papier aus verantwortungsvollen Quellen
Paper from responsible sources
FSC® C105338

If you have any concerns about our products,
you can contact us on
ProductSafety@springernature.com

In case Publisher is established outside the EU,
the EU authorized representative is:
**Springer Nature Customer Service Center GmbH
Europaplatz 3, 69115 Heidelberg, Germany**

Printed by Libri Plureos GmbH
in Hamburg, Germany